信州大學醫學部骨科醫師
中村幸男

5分鐘

柔性深蹲X腳跟著地

有效強化隨年齡流失的肌肉和骨質

[樂齡大字版]

序

若不增加肌肉量及骨質量，下盤無法重返青春

我在骨科門診替各種不同的病人看診，有位患者讓我印象相當深刻，因為他在玄關想撿起垃圾，蹲下的瞬間，股骨頸（大腿骨的頂端）骨折了。年輕人聽到這種情況或許會驚訝地說：「又沒有跌倒，怎麼會骨折？」其實人只要年過六十歲，即使只是被地毯或地板一公分的高低差絆倒，也會造成骨折，所以絕不稀奇。

這是因為下半身的肌力衰退，以及骨質量不足所造成的。

日本厚生勞動省每年公布的「平均壽命」和「健康壽命」兩者相差了整整十年。「健康壽命」是指健康上沒問題，日常生活可以自主的期間。「平均壽命」和「健康壽命」的差異包括了臥病在床與需要他人的協助期，兩者

大約相差了十年左右。

需要他人看護的主要原因如下：

【需看護者】第一名：失智症二十四・八％、

第二名：罹患腦血管疾病者（腦中風）十八・四％、

第三名：因高齡而身體衰弱者十二・一％。

【需幫助者】第一名：有關節疾病者十七・二％、

第二名：因高齡而身體衰弱者十六・二％、

第三名：骨折、跌倒十五・二％。

（資料來源／日本厚生勞動省二〇一六年國民生活基礎調查的概況Ⅳ：看護的狀況）

許多人因為關節方面的疾病、骨折和跌倒而從此臥病在床。最容易造成臥病在床的骨折主要部位是脊椎及股骨頸，但會造成臥病在床的，不只有骨折而已。

我們的身體能夠自由活動靠的是由肌肉、骨頭和關節等構成的運動器官，如果肌肉、骨頭、關節其中一個功能衰弱的話，立刻就會影響「站立」、「走路」等日常動作。

但是，即使因此變得容易跌倒、上樓梯時需要抓著扶手，大家往往只會認為「因為年紀大了」，不去深入探究原因。而且即便有「肌肉會有某種程度衰退」的自覺，大家也不認為會變成將來臥病在床的主因。

另一方面，在日本，骨質疏鬆症的發病率逐年增加，四十歲以上有接受骨質疏鬆症檢查的人只有約三十萬人，接受乳癌檢查的人卻有兩百五十六萬人，兩相比較，接受骨質疏鬆症檢查的人真的相當少（資料來源／日本厚生勞動省「二〇一六年度地區保健、健康增進事業報告之概況」）。

眾所皆知，只要適當且持續進行肌肉訓練，就能讓骨質量增加。然而，僅僅只做柔性深蹲，不能期待骨質量會提升到能夠預防骨質疏鬆症的程度。原因之一是隨著年紀增長，原本呈現平衡狀態的荷爾蒙會失衡，製作骨頭的細胞與破壞骨頭的細胞變成活動力一致，身體所需要的鈣質會不斷流失。破壞骨頭的細胞暴走也是造成骨質疏鬆症的另一個原因。

也因此，要做能夠抑制造成骨頭疏鬆物質分泌的運動，以及補充骨頭所需的營養素，強化骨頭。另一方面，持續做本書介紹的柔性深蹲，補充肌肉所需的營養素，以此增加肌肉量。像這樣同時針對肌肉與骨頭，兩者同時進行，才會有成效。

吃力的運動乍看之下能夠立刻見到成效，卻往往容易傷身。最好的運動是能夠游刃有餘的適當運動，所以鍛鍊肌肉就用「柔性深蹲」，鍛鍊骨頭就用「腳跟著地」。

一定會有人心想：「話是這麼說，但總是無法持續……」但這兩組運動即使對沒有運動經驗的人來說也很簡單，而且一天只要花個幾分鐘就能有效增加肌肉量與骨質量，如何？是不是有持續做下去的幹勁了呢？

我希望大家能意識到預防是一件很重要的事。

尤其是現在就已經感受到肌肉量與骨質量低下的人，以及被診斷有骨質疏鬆症的人，做了本書介紹的運動，你的肌肉量及骨質量一定會提升。這點請大家放心。

我們的目標是即使到了七十歲、八十歲或九十歲，都有健康的下盤，能去自己想去的地方。現在就開始做柔性深蹲與腳跟著地吧！

信州大學醫學部骨科醫師　中村幸男

目錄

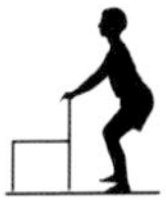

5分鐘
柔性深蹲X腳跟著地
有效強化隨年齡流失的肌肉和骨質

第4章 「腳跟著地」為什麼能增加骨量？

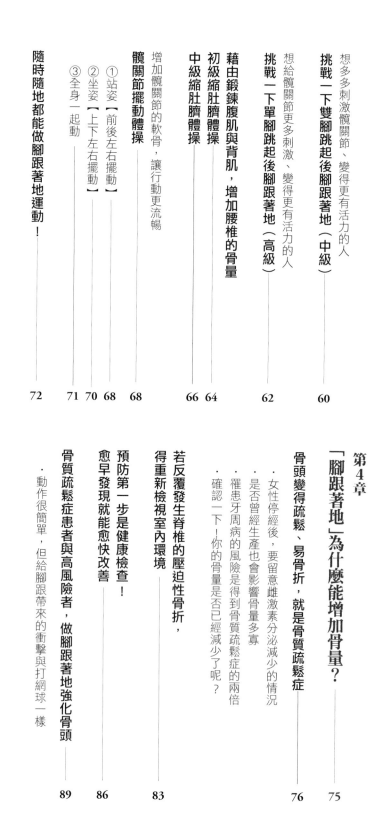

肌肉

養成每天的習慣

「柔性深蹲」的良好成效……

▼請翻至22頁

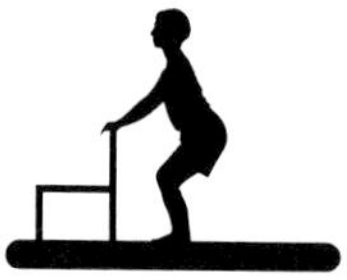

能在短時間有效鍛鍊因年紀增長而衰弱的下半身肌肉！

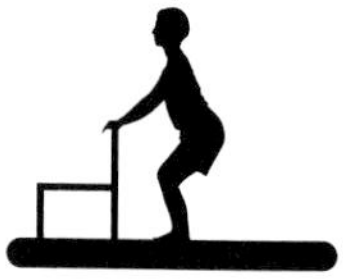

因鍛鍊下盤而提高身體的新陳代謝，讓你不易發胖！

促進全身的**血液循環和淋巴循環**，
讓你不易水腫！

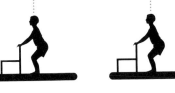

能鍛鍊髂腰肌，**預防腰痛！**

每個人都做得到！

動作簡單，容易持之以恆！

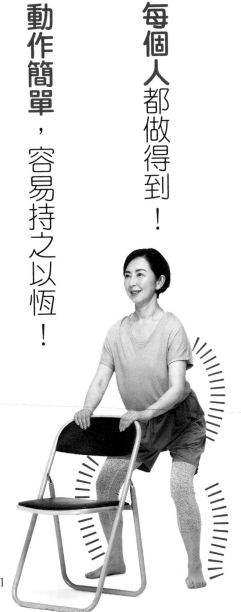

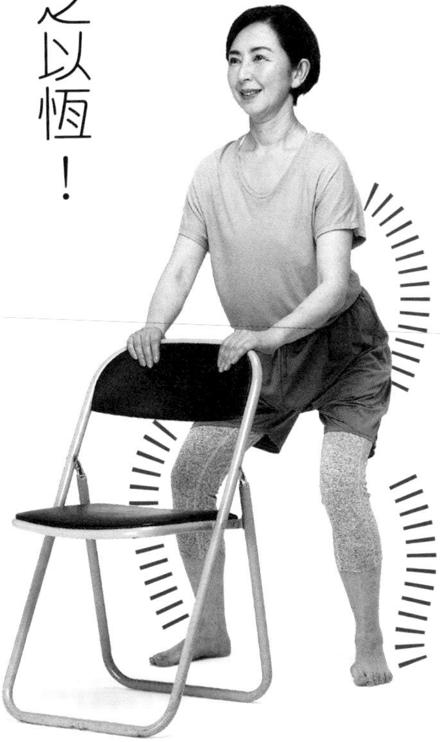

骨頭

養成每天的習慣

「腳跟著地」的良好成效

▼請翻至54頁

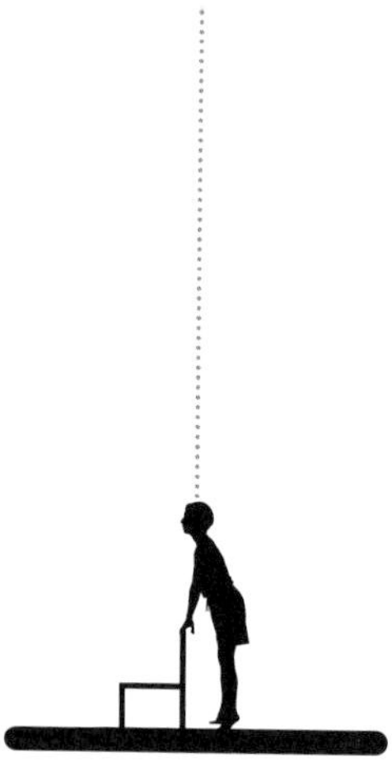

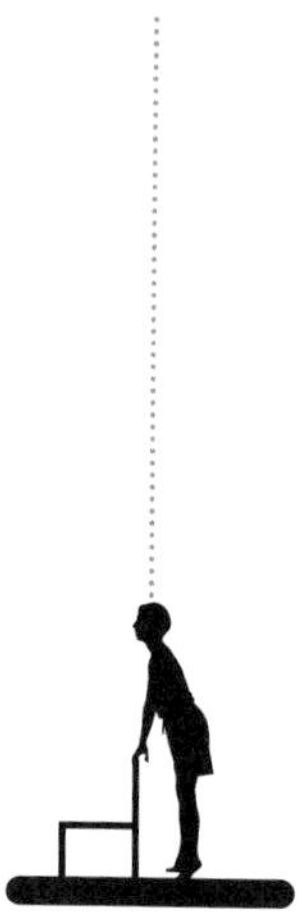

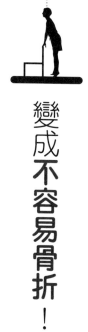

能抑制使骨頭變脆弱的物質——硬化蛋白（sclerostin）的分泌，**預防且改善骨質疏鬆症！**

變成**不容易骨折！**

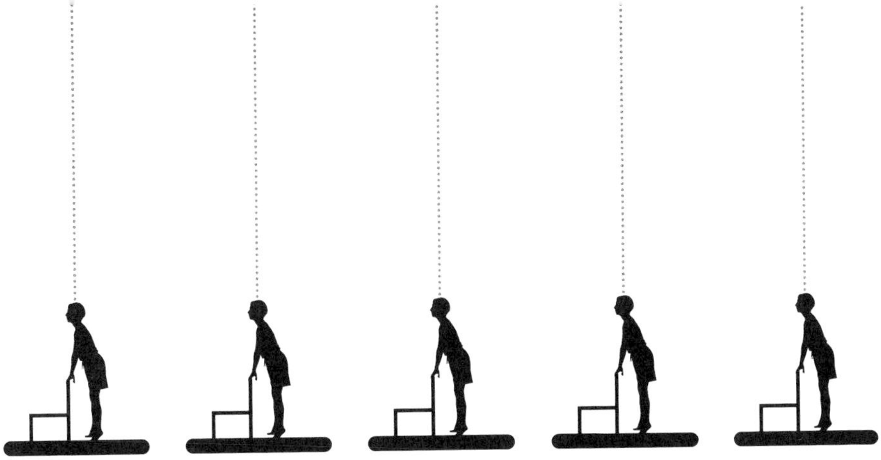

也能**預防牙周病**！

骨質改善後，也能**降低糖尿病的風險**！

每個人都做得到！

隨時隨地都能做！

動作簡單，容易持之以恆！

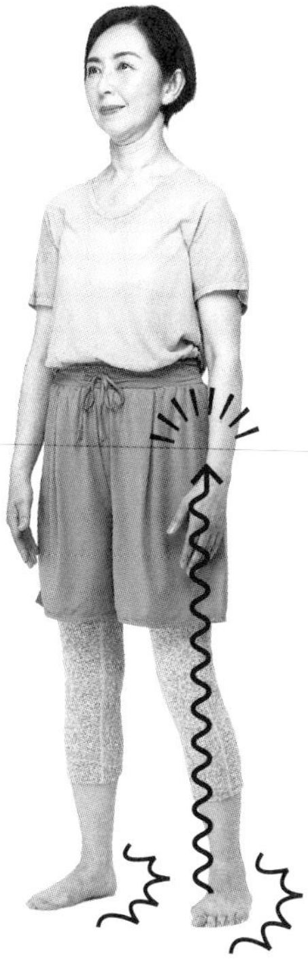

「柔性深蹲」和「腳跟著地」效果卓越的Q&A

Q 以前做過深蹲，結果膝蓋痛和腰痛，所以我很擔心。

A 基本上只要是能站立的人，都能做到「柔性深蹲」和「腳跟著地」這兩個動作，只不過如果深蹲的作法不正確，身體容易記起不舒服的感覺，所以先來重新檢視一下深蹲的動作吧。

膝蓋彎超過九十度的話，容易造成半月板和韌帶的負擔，本書介紹的柔性深蹲是膝蓋不需要彎太深的深蹲，而且因為是慢慢做，比較不會有疼痛的情況。還是擔心的人可以坐著做「抬腿體操」（32頁），以此鍛鍊股四頭肌。

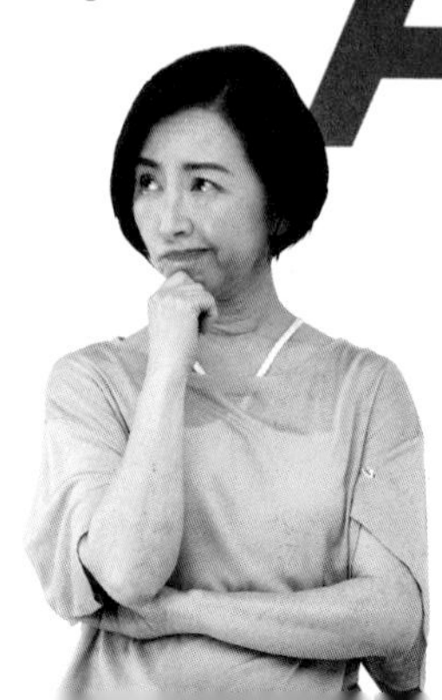

Q 一旦覺得痛，是不是立刻停止比較好？

A 如果你的疼痛持續到隔天，就先休息三到七天，觀察一下狀況。如果還是感到疼痛，請就醫並洽詢主治醫師。等不再疼痛之後，再開始做，量力而為。要是身體狀況不佳，請勿勉強，先休息。

Q 做多久可以看到成效呢？

A 持之以恆就會有成效！每天做最理想，但每星期至少做兩次。接受我指導的病患，一年下來幾乎每個人的肌肉量與骨質量都提高了。持續做五年的病患，每個人都身體健康、有活力。

Q 基本動作做熟之後，要進階到中級動作嗎？還是要增加次數呢？

A 首先我希望大家養成習慣，基本「柔性深蹲」一天做十次、基本「腳跟著地」一回做三十次，一天做三回合（兩者的次數是基準）。等做習慣後，若想提升強度，各以基本→中級→高級的順序，慢慢進階。要是做到了高級程度，再增加每次做的次數。

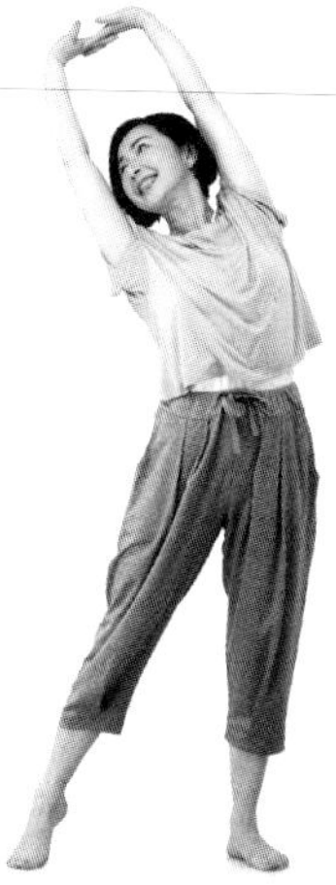

肌肉和骨頭因此強化的四個實例

服用藥物者，一般來說股骨（骨股近端部位）的骨質量（骨質密度）兩年內會提升三～四%。與之相較，做「柔性深蹲」和「腳跟著地」，並重新調整飲食習慣的四個個案，一年內骨質量平均提高了八%。

實例…1

Y.H 先生　　男性（圈選）／女性　年齡 80 歲

想強化下盤，
但飲食生活也有必須改善之處

■被診斷出有骨質疏鬆症的時機點

因在山裡跌倒，第一腰椎壓迫性骨折（本人沒有自覺的骨質脆弱）。

■骨折之前的生活習慣

年輕時練過柔道，退休後每天種田、帶狗兒散步，一直認為自己下盤有力，卻……或許是因為幾乎沒吃魚或喝牛奶的關係。

■被醫生診斷有骨質疏鬆症之後

開始注射能夠抑制破壞骨頭細胞的藥物，並幾乎每天都做柔性深蹲和腳跟著地運動。治療開始之初只能做幾次柔性深蹲，現在能做超過三十次以上。

飲食上，盡量多攝取魚類及牛奶。

結果

	治療前		1 年後
骨質密度	0.679g/cm²	→	0.74g/cm²（9%UP ↑）
握力	右：31.4kg 左：29.2kg	→	右：35.4kg 左：30.6kg（UP）

做「柔性深蹲」和「腳跟著地」後，

實例…2

N.I 小姐　男性／女性（圈選）　年齡63歲

只是單純的動作，
即使不擅長運動的我也能持續做。

■被診斷出有骨質疏鬆症的時機點

因長期服用含有會讓骨質疏鬆成分的藥物，所以去做了骨質疏鬆症檢查。母親因跌倒而背骨骨折，妹妹曾在下公車時腳骨折，自認有容易骨折的基因。

■骨折之前的生活習慣

因忙於工作、照顧父母與家事，吃飯的時間和分量都很不規律。由於身體沒有什麼狀況，對自己的健康過度有自信，再加上不擅長運動，所以也沒有做任何運動。

■被醫生診斷有骨質疏鬆症之後

開始注射能促進骨頭形成和抑制破壞骨骼細胞的藥物。
幾乎每天都做柔性深蹲和腳跟著地運動，飲食方面，她替雙親做的營養均衡餐點，自己也跟著吃。如果還有精力，睡前會做約三十次柔性深蹲。「不勉強」是基本信念。

結果

	治療前	1年後	
骨質密度	0.5635g/cm^2	0.6165g/cm^2	9.4%UP↑
握力	右：21.6kg 左：18.6kg	右：23kg 左：21kg	UP

※骨質密度是根據鈣及磷酸的結晶測出的骨礦物質量，依據測定部位的面積或體積分配所算出的數值。（折茂肇監修骨質疏鬆症檢查及保健指導手冊　第2版）
※握力與腳力有某種程度的關聯性，從握力來推定肌肉量。

肌肉和骨頭因此強化的四個實例

實例者…3

T.Y 小姐　　男性／(女性)　年齡63歲

恢復至能出去旅行。

■被診斷出有骨質疏鬆症的時機點

在浴室跌倒，右大腿股骨頸（大腿骨的頂端）骨折。

■骨折之前的生活習慣

因工作時間不規律，常常一天只吃兩餐。
約有十年打羽毛球的運動習慣。

■被醫生診斷有骨質疏鬆症之後

手術後，開始注射抑制破壞骨骼細胞的藥物。
立刻陷入憂鬱狀態，但盡可能改善飲食和運動，也確實做了柔性深蹲和腳跟著地運動。
做伸展運動前後都會做腳跟著地。
飲食中常吃白蘿蔔乾等蔬菜乾和小松菜、魚類。

結果

	治療前		1年後	
骨質密度	0.674g/cm^2	→	0.737g/cm^2	9.3%UP↑
握力	右：18.5kg 左：11.7kg	→	右：19kg 左：14kg	UP

做「柔性深蹲」和「腳跟著地」後，

實例者…4

K.H 小姐　男性／女性　年齡62歲

碰巧在追加檢查中檢查出來。
深切體會到預防的重要。

■被診斷出有骨質疏鬆症的時機點

做健康檢查時選了骨質疏鬆症的檢查。

■骨折之前的生活習慣

因為膽固醇高，避吃乳製品。雖然有加入健身房，但幾乎沒去運動。

■被醫生診斷有骨質疏鬆症之後

開始服用能抑制破壞骨頭細胞的藥物。
利用工作休息時間做腳跟著地運動。
了解到只要適量，不用擔心乳製品內含的膽固醇量，因此為了鞏固骨頭的健康，每天攝取優格、起司和豆漿。

結果

	治療前		1年後	
骨質密度	0.5765g/cm^2	→	0.608g/cm^2	5.5%UP↑
握力	右：21.8kg 左：18.4kg	→	右：23kg 左：23kg	UP

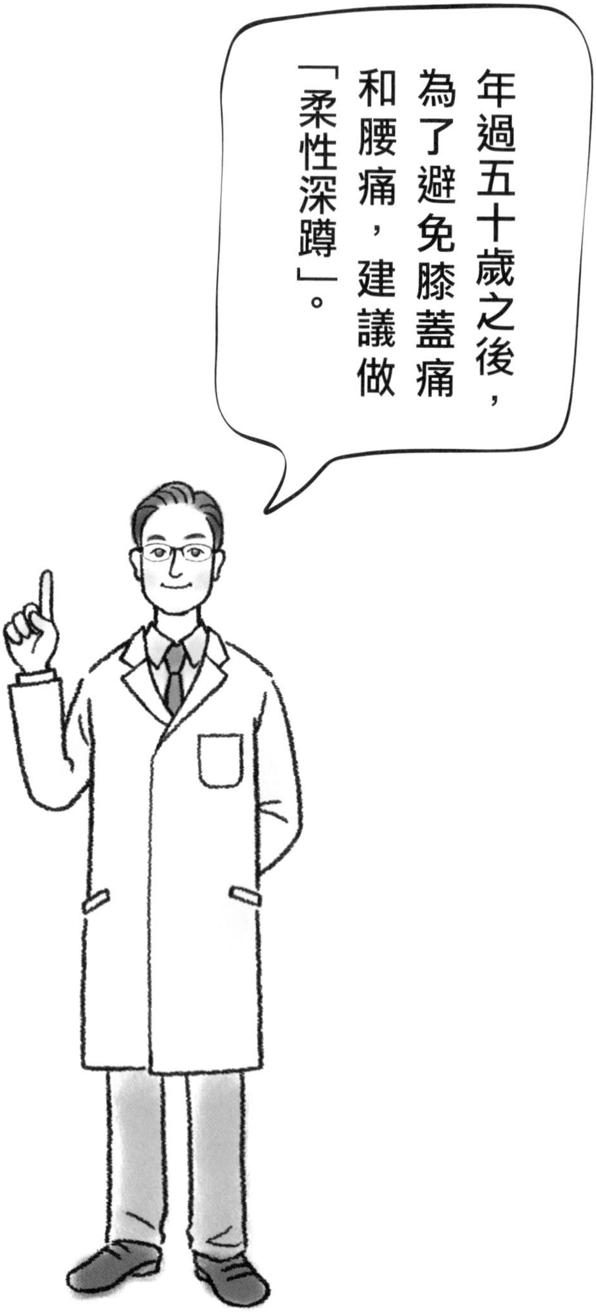
年過五十歲之後，為了避免膝蓋痛和腰痛，建議做「柔性深蹲」。

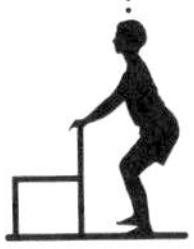

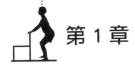

第 1 章

來做看看「柔性深蹲」吧！

首先從這裡開始

基本的 柔性深蹲

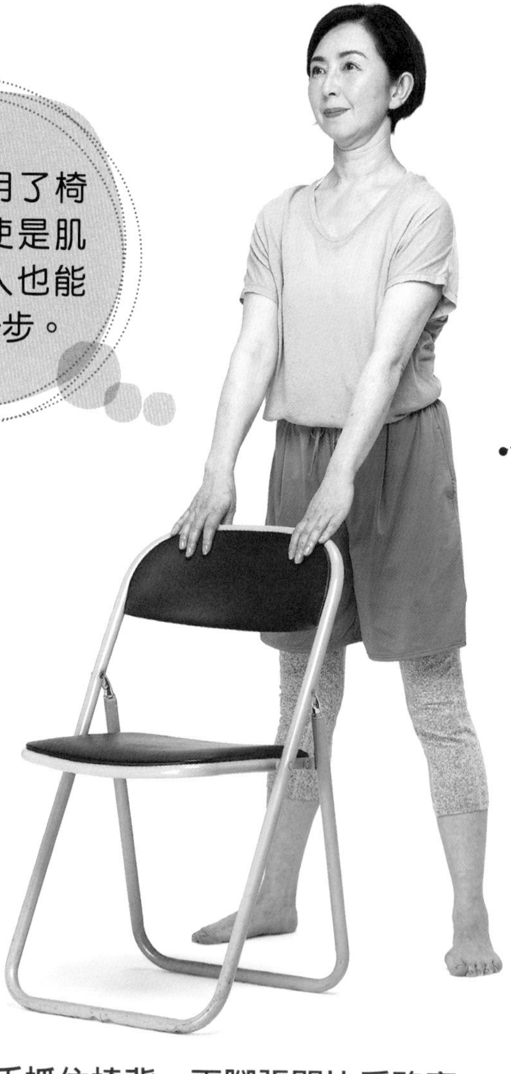

因為使用了椅子，即使是肌力弱的人也能踏出第一步。

1天
10次

如果做十次覺得很吃力的人，量力而為，慢慢增加次數即可。

兩腳張開比肩略寬。

1 **雙手抓住椅背，兩腳張開比肩略寬。**

※也可以用桌子代替椅子

這個動作只是腰慢慢往下↓
再慢慢回復原位而已！

膝蓋沒有彎到很低也OK。

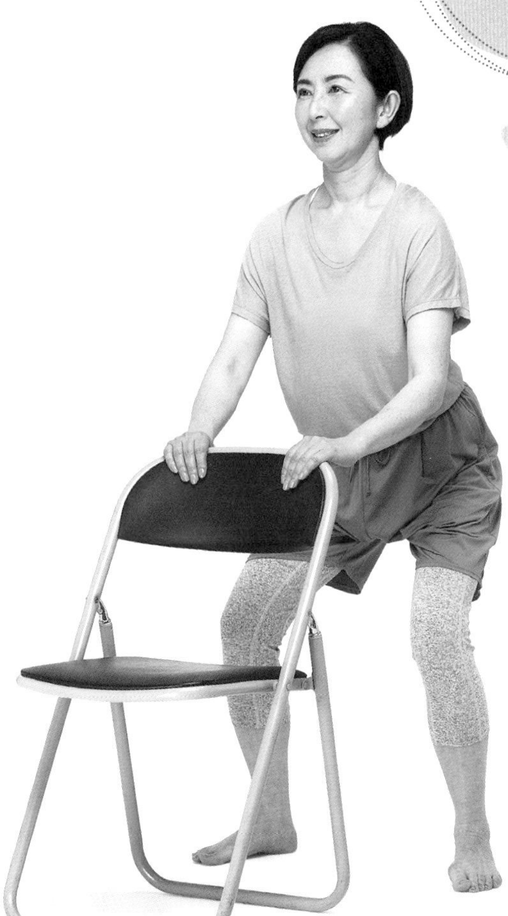

花四秒鐘往下

花四秒鐘回復原位

2　**花四秒鐘邊吐氣邊讓身體慢慢往下沉，**
再花四秒鐘邊吸氣邊慢慢恢復原本的姿勢。

※「腰下沉→回復原位」是一次。許多人背挺直時腰會痛，所以駝背也沒關係。

以下是重點！

1

運動慢慢做比較不會感到疼痛，也比較有效果。

2

即使做的時候覺得痛，若是運動結束後就不會痛，仍然可以繼續做。

3

如果疼痛感持續到隔天的話，請休息三到七天後，再繼續做，並把運動量改為之前的一半。

不勉強，開心運動

的6法則

4

運動時不要憋氣！

5

可以的話，每天持續做。不過，如果忘了做也沒關係。容易忘記做的人，最少努力以一週做兩次為目標。

6

身體狀況不佳的時候，無需勉強，休息就好。

身體和下盤狀況極度不佳的人，請諮詢過主治醫師後再做。另外，腳跟著地時很容易帶給腦部衝擊，因此腦部有狀況的人，請務必先諮詢你的主治醫師。

做第３章的「腳跟著地」時，也請以這6法則為基準。

基本型柔性深蹲重點

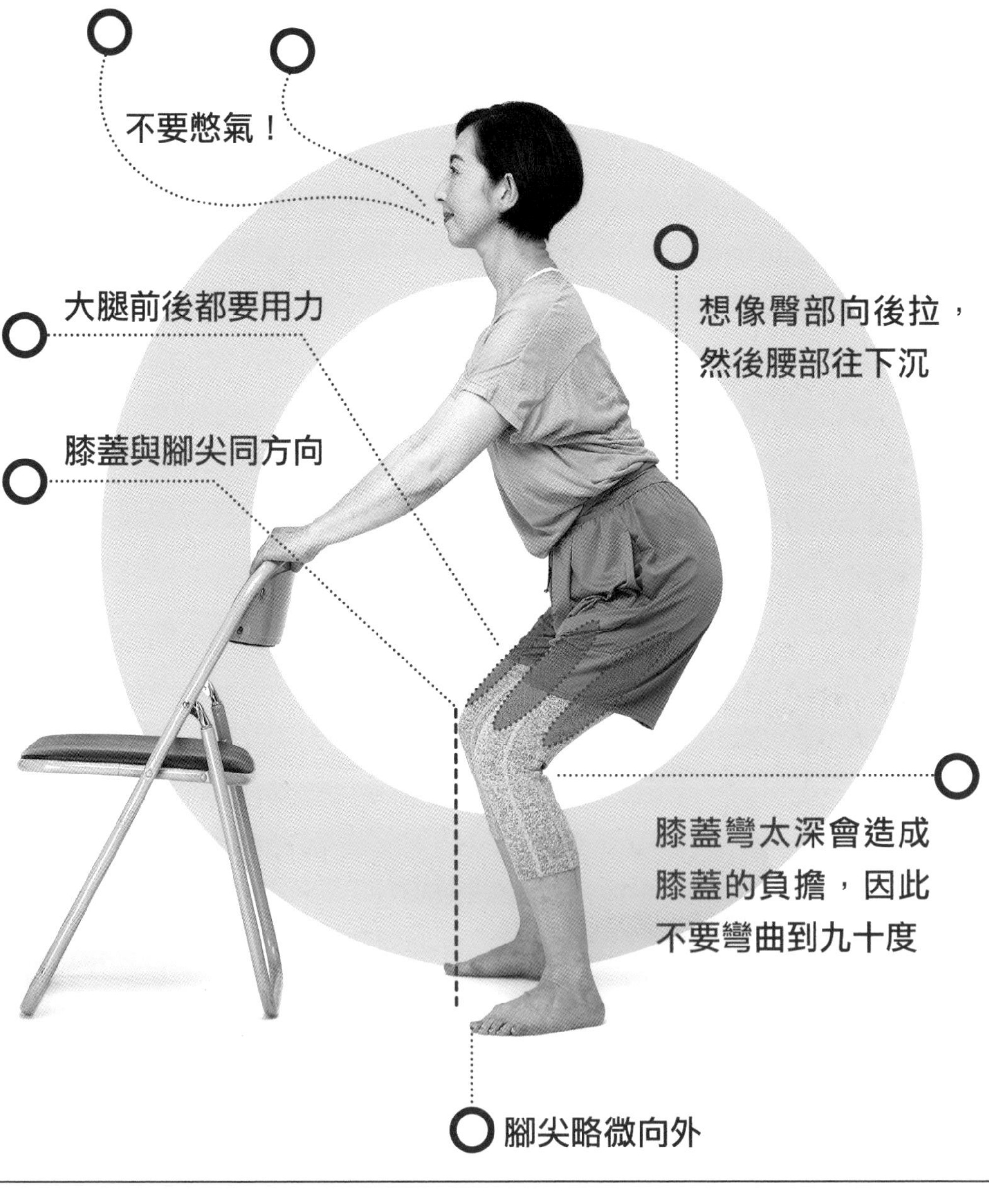
不要憋氣！
大腿前後都要用力
膝蓋與腳尖同方向
想像臀部向後拉，
然後腰部往下沉
膝蓋彎太深會造成
膝蓋的負擔，因此
不要彎曲到九十度
腳尖略微向外

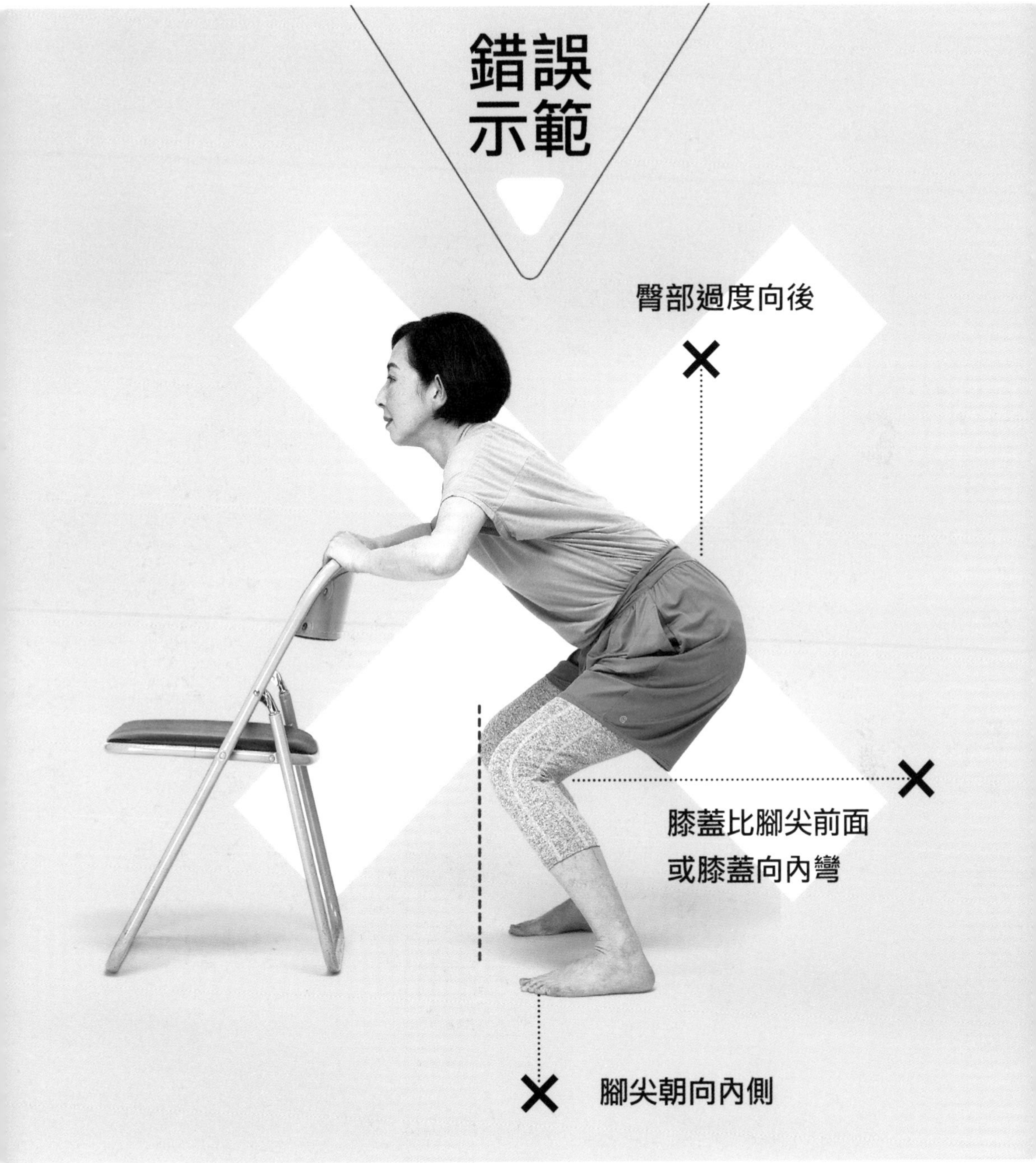
錯誤
示範
臀部過度向後
膝蓋比腳尖前面
或膝蓋向內彎
腳尖朝向內側

想提升大腿肌力的人

中級 程度 靠牆柔性深蹲

挑戰一下

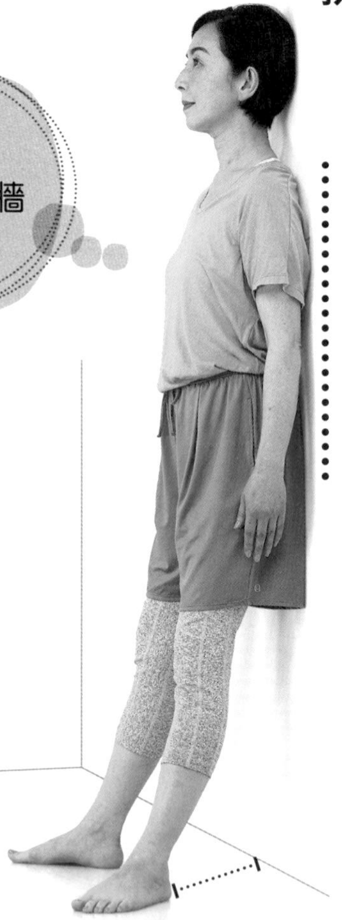

1

上半身貼著牆，兩腳打開比肩膀略寬。

1天 10次

基本型柔性深蹲做得很輕鬆時，就可以進階到中級。不過絕對不能勉強自己，如果覺得做十次很吃力的人，就量力而為。

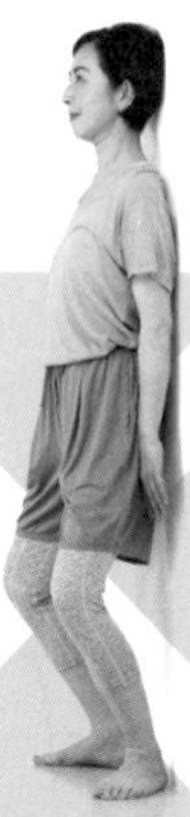

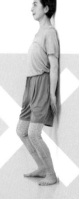

錯誤示範

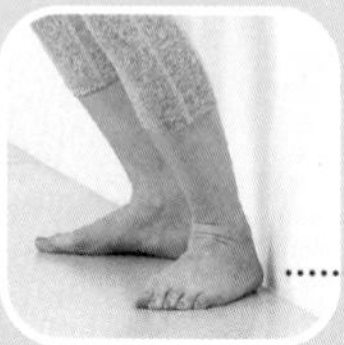

如果腳跟靠著牆壁，大腿前側與後側都不會運動到，下半身要距離牆壁三十公分。

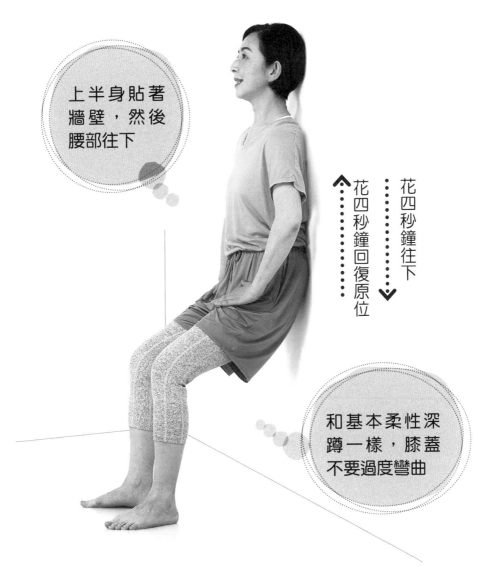

2

上半身貼著牆壁，
花四秒鐘邊吐氣邊讓身體慢慢往下沉，
再花四秒鐘邊吸氣邊慢慢回復原本的姿勢。

※「腰下沉→回復原位」是一次。

想刺激上半身肌肉的人

高級 程度 二分之一柔性深蹲

挑戰一下

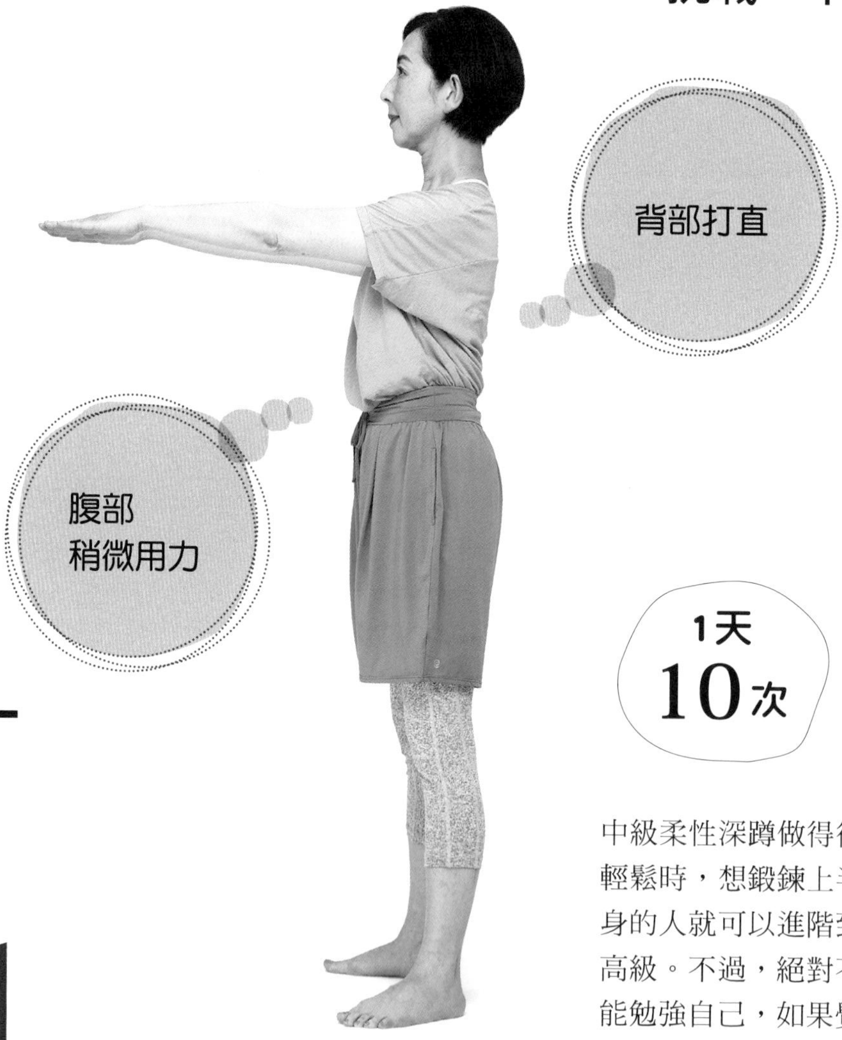

1天
10次

中級柔性深蹲做得很輕鬆時，想鍛鍊上半身的人就可以進階到高級。不過，絕對不能勉強自己，如果覺得做十次很吃力的人，請量力而為。

1

兩腳打開比肩略寬，兩手抬至與胸齊高。

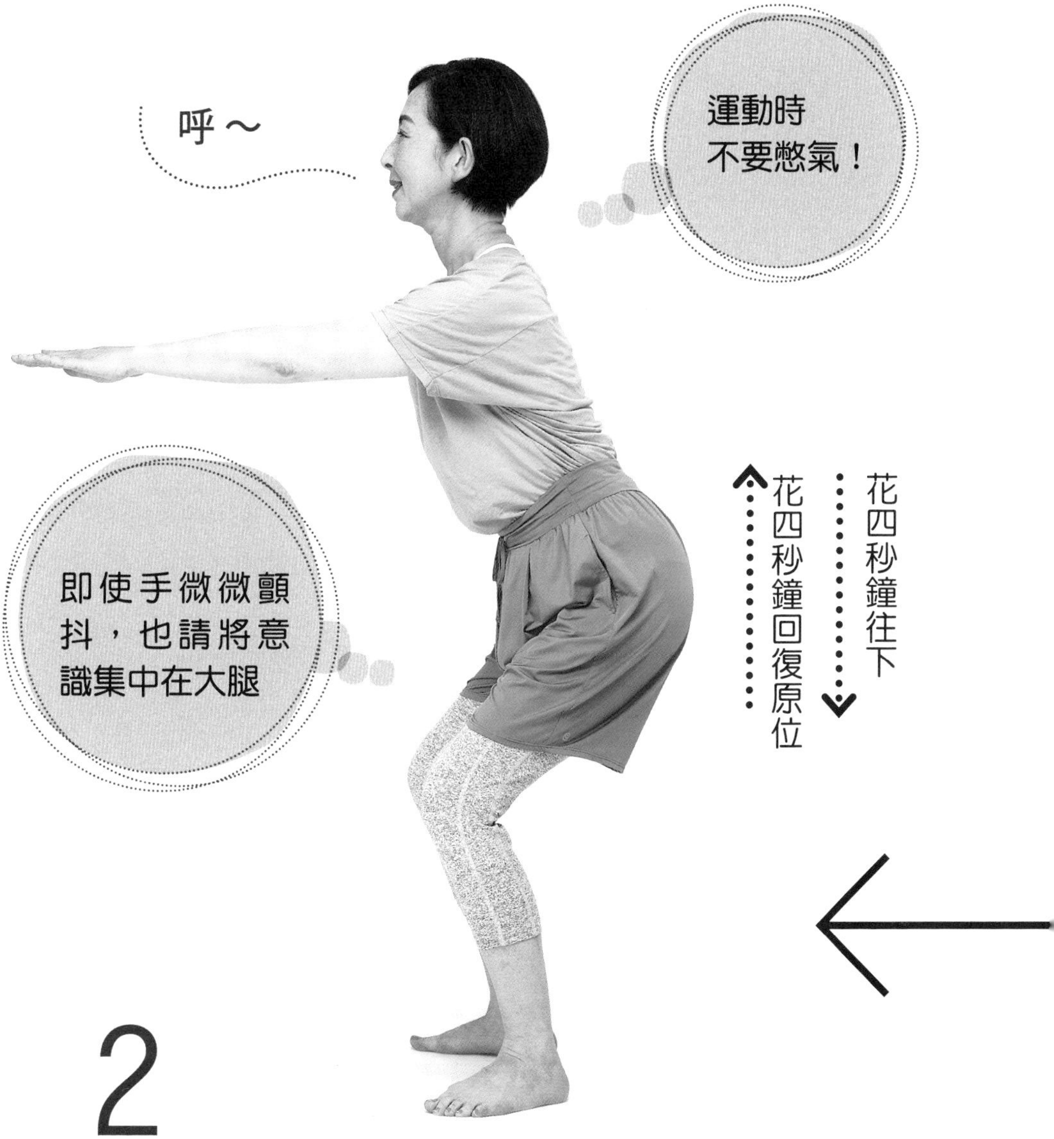
呼～
運動時
不要憋氣！
即使手微微顫抖，也請將意識集中在大腿
花四秒鐘往下
花四秒鐘回復原位

2

兩手平舉，

花四秒鐘邊吐氣邊讓身體慢慢往下沉，

再花四秒鐘邊吸氣邊慢慢回復原本的姿勢。

※「腰下沉→回復原位」是一次。下半身往下沉時與基本柔性深蹲一樣，要想像臀部往後拉。

因為膝蓋痛與腰痛而不能做柔性深蹲時

可藉由**抬腿體操**慢慢增加肌力

左右腳各10次

1天3回合

做柔性深蹲時，膝蓋的彎曲角度約四十度，並不會造成半月板與韌帶太多負擔，擔心膝蓋與腰的人也不用勉強，請從抬腿體操開始鍛鍊股四頭肌（46頁）吧。

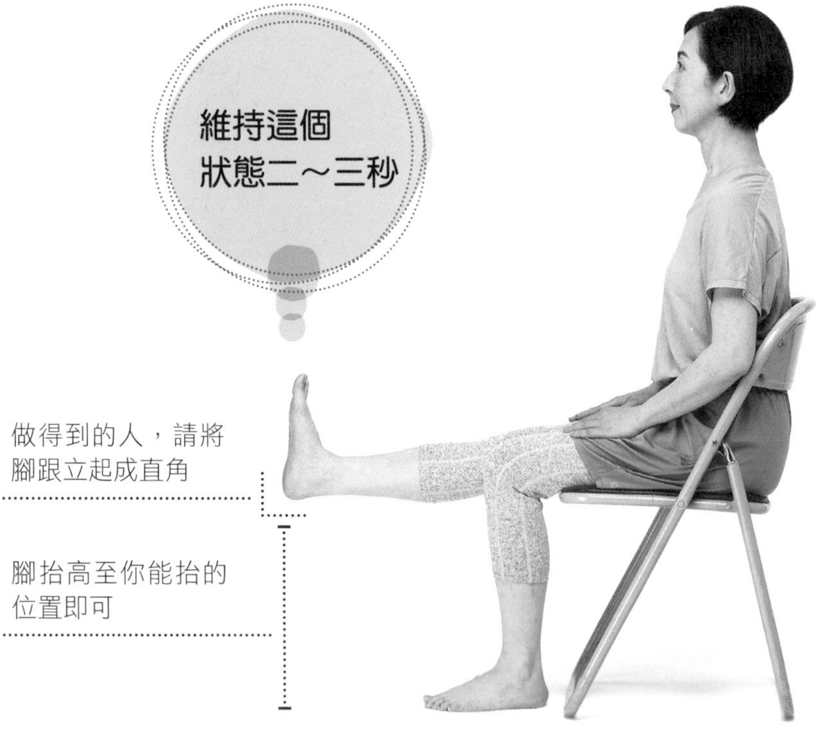
維持這個
狀態二～三秒
做得到的人，請將
腳跟立起成直角
腳抬高至你能抬的
位置即可

坐在椅子上，抬起單腳，維持二至三秒，再慢慢放回去。
另一隻腳做同樣動作。
腰痛的人，坐在有椅背的椅子上做比較好。

膝蓋痛與腰痛的人也推薦以下運動

用鍛鍊臀大肌的體操

強化平衡力

左右腳各
10~20
次

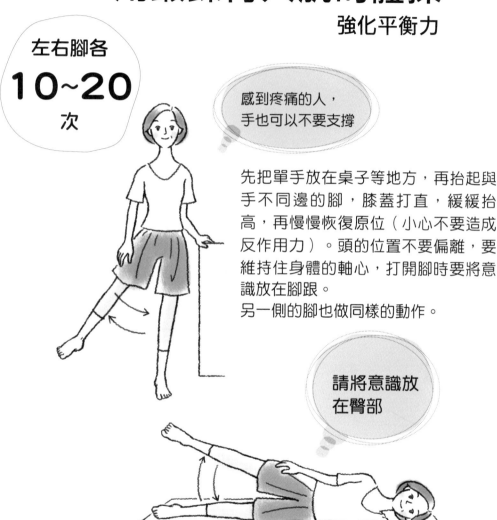

感到疼痛的人，
手也可以不要支撐

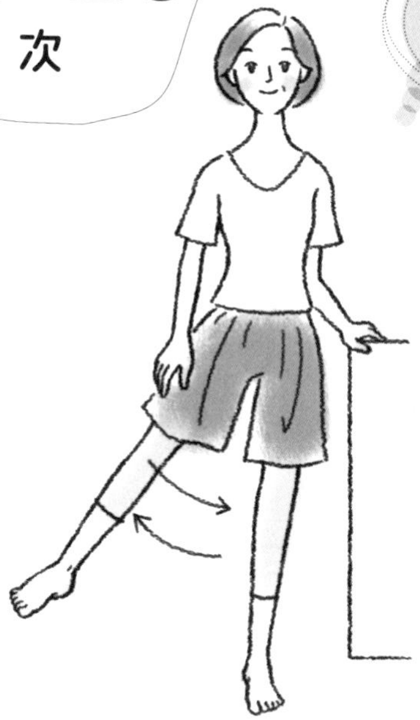

先把單手放在桌子等地方，再抬起與手不同邊的腳，膝蓋打直，緩緩抬高，再慢慢恢復原位（小心不要造成反作用力）。頭的位置不要偏離，要維持住身體的軸心，打開腳時要將意識放在腳跟。
另一側的腳也做同樣的動作。

請將意識放
在臀部

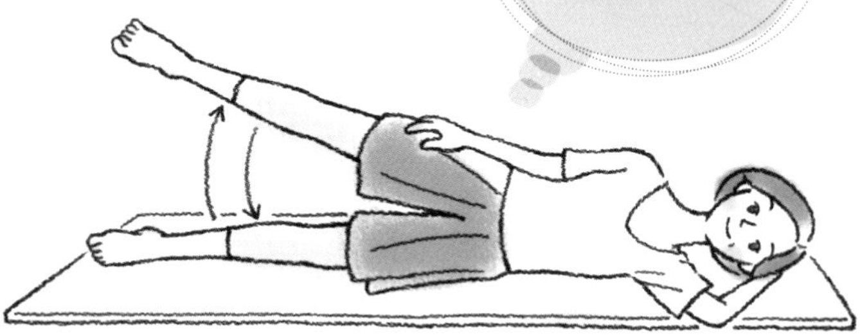

身體橫臥（下方的手撐在地板上比較容易取得平衡），膝蓋打直，將上方那側的腳緩緩抬高，再緩緩放回原位。做的時候，經常有意識地讓身體保持筆直。
另一側的腳也做同樣的動作。

隨時隨地都可以做柔性深蹲！

我想很多人都有同樣的經驗，明明一開始幹勁十足，
但做了一兩次之後就不做了，最後不了了之……
為了養成習慣，在固定的時間做是一個好方法。
柔性深蹲是你突然想就可以立刻做的運動，
簡單是其魅力所在，所以不實際執行真的很可惜！
只要找到最適合自己的時間，接下來持之以恆地做就好了。

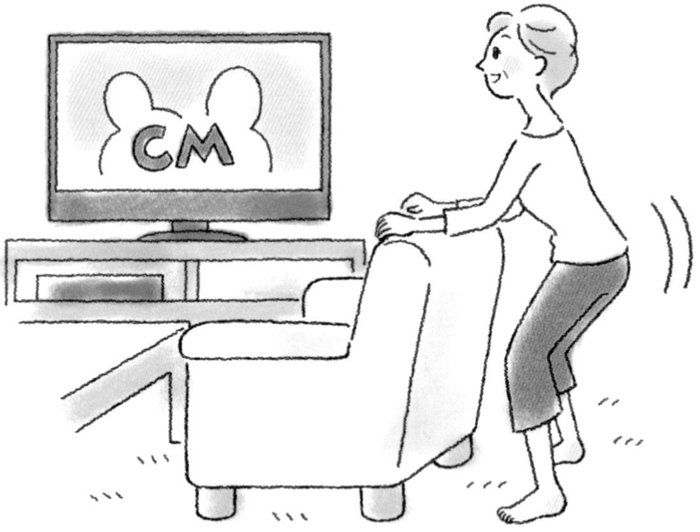

看電視時利用廣告空檔做基本柔性深蹲

如果你邊看電視邊做，太專注在畫面上，便會打亂節奏，如此一來效果也會減半。因此我建議大家利用廣告空檔，專心做柔性深蹲。

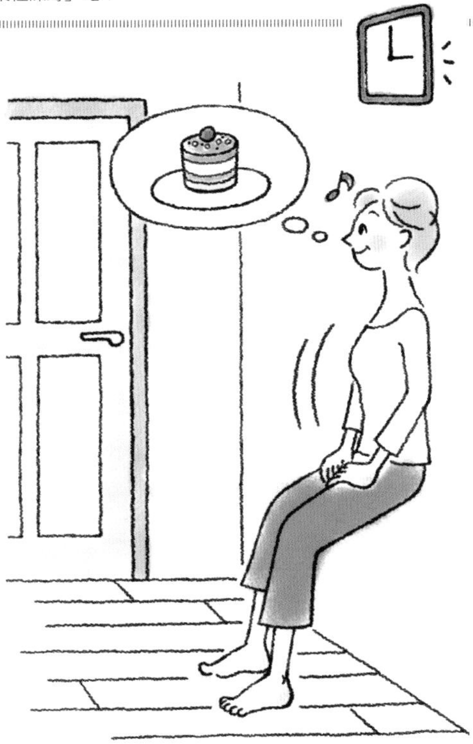

在點心的前面做靠牆柔性深蹲

做過有益健康的運動後，或許能預防吃下太多點心？

在外出前做二分之一柔性深蹲

如果家裡有全身鏡的話，請務必看著鏡子做，隨時調整自己的姿勢。

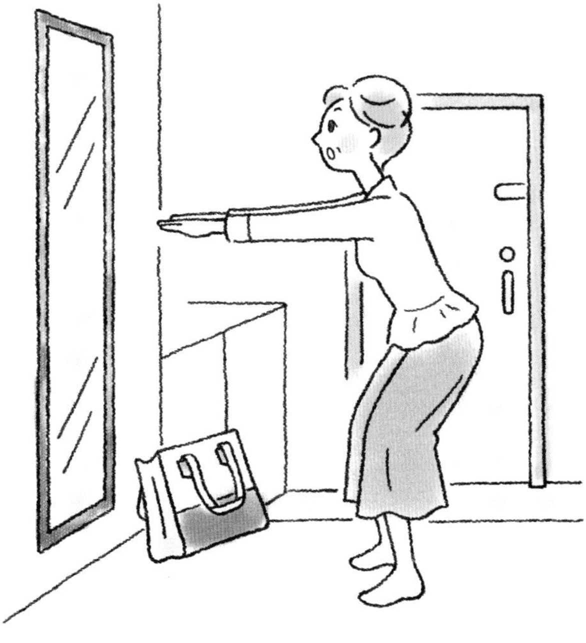

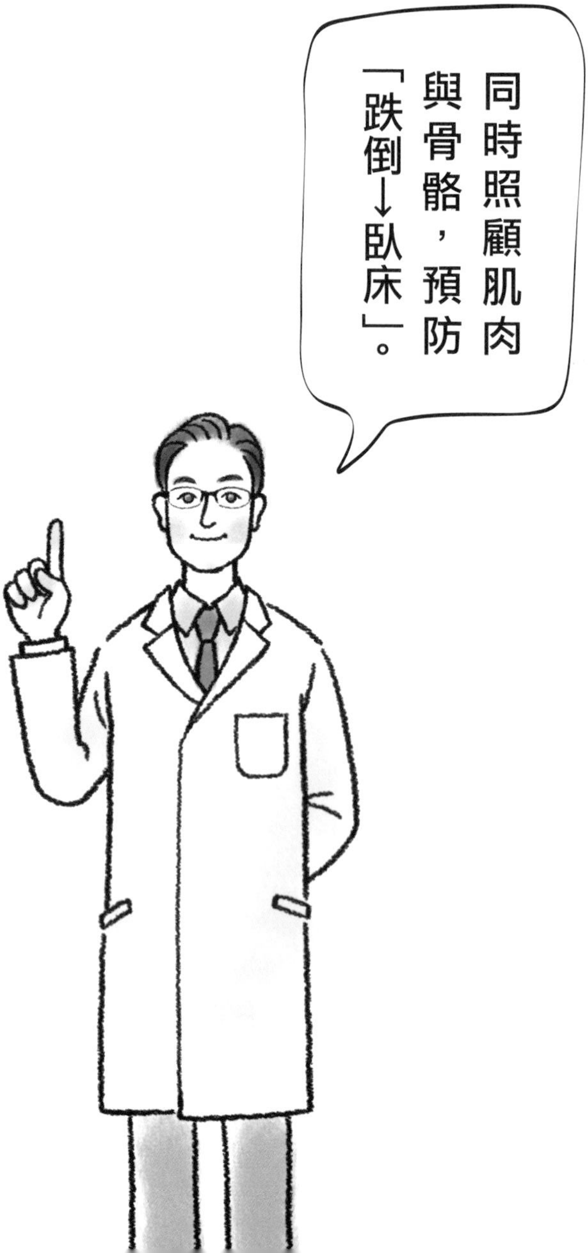
同時照顧肌肉與骨骼，預防「跌倒→臥床」。

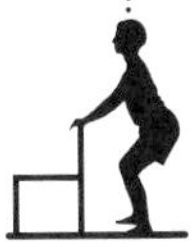

第 2 章

「柔性深蹲」為什麼能有效增加肌肉量？

人一旦超過五十歲，首先要增加下半身的肌肉

人只要肌力一衰退，便會影響到日常的動作。我們先來看看肌肉是如何運作的。

肌肉

- 使身體中的組織與器官活動，擔任引導的工作
- 具有保護內臟的功能
- 具有維持姿勢的功能
- 具有產生熱量的功能（產生熱源，消耗熱量）

肌肉的主要功能有四個。鍛鍊肌肉的動機因人而異，有的人是為了提高其功效而運動，有的人是想減重，為了鍛鍊出易瘦的體型。然而，人一旦年過五十歲，不得不注重健康。

這是因為人在三十歲時肌肉達到巔峰，然後開始減少，四十歲之後，肌肉更是加速減少，到了六十五歲後，一年約莫減少一～二％。要是從部位來看，無論男女，比起上半身或軀幹的部分，下半身的肌肉量更是大幅減少。

〈〈〈 隨著年紀增長，肌肉量的變化

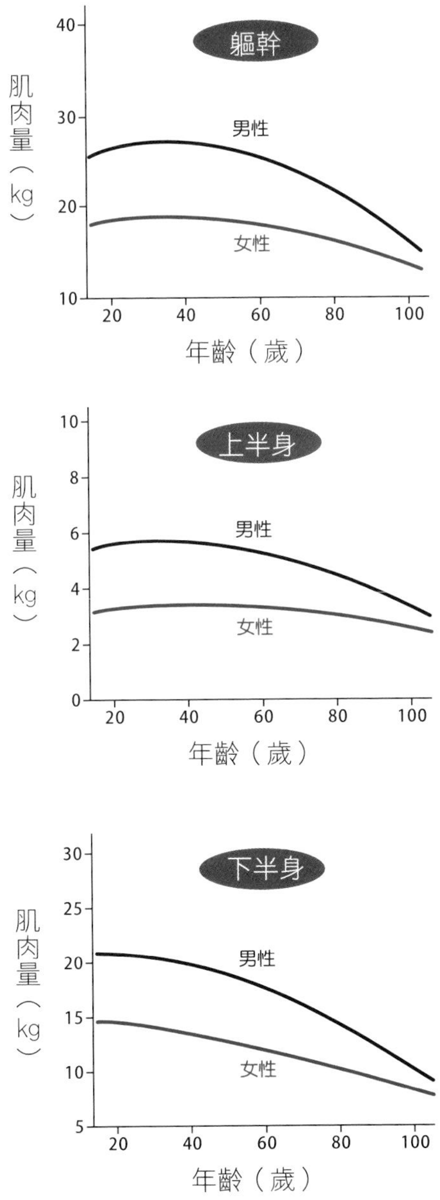

資料來源／谷本芳美等　隨年齡增長之日本人肌肉量特徵
《日本醫誌》47（1）2010製成

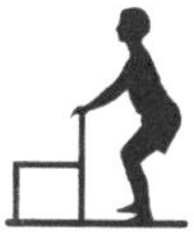

行動變得不靈活，主因是年齡增長而肌肉減少

為什麼下半身的肌肉量會比上半身的肌肉量更容易減少呢？

肌肉減少的機制目前仍有許多是人類未知的部分，但依據研究報告，股四頭肌（大腿外側，主掌走路、跑步等日常基本動作）等這類為了對抗地球地心引力而工作的下半身肌肉，會隨著年紀增長而蛋白質合成能力低下，因而出現容易減少的情形。

膝蓋彎曲幅度變小、走路時步伐變小等，與上半身相比，下半身的活動力減少，與肌肉的減少不無關聯。

構成肌肉的肌肉細胞（也稱為肌纖維）分成持久力佳、即使鍛鍊也不易變粗的慢肌纖維，以及能夠產生瞬間爆發力、鍛鍊後易變粗的快肌纖維。顯而易見地，快肌纖維會隨著年紀增長而減少，因此年紀增長而行動力減退的主因，就是快肌纖維的減少。

肌肉量減少到什麼程度呢？

檢視你的下半身肌力

有的人有自覺，有的人沒有自覺，先來做一下自我檢測吧。
即使只有符合一項，也表示你的下半身已經開始在退化了。

- □ 就算地上沒有高低差，還是經常因絆到而跌倒
- □ 有樓梯和手扶梯時，會毫不遲疑地選擇搭手扶梯
- □ 無法在單腳站立的情況下穿襪子
- □ 坐在地板上時，如果手不抓扶著什麼就無法起身
- □ 曾在大笑或打噴嚏時放屁或漏尿
- □ 一星期內做不到兩次超過三十分鐘的運動
- □ 爬樓梯時會氣喘吁吁
- □ 如果「需要走路十五分鐘」就會搭巴士或坐計程車，只要走路十分鐘就覺得吃力
- □ 曾被家人和朋友說「駝背」
- □ 到了傍晚，臉和腳容易水腫
- □ 雖然體重沒什麼變，但身材走形，變得自己不再適合穿洋裝
- □ 有慢性腰痛
- □ 走路時經常被其他人追趕過去
- □ 爬樓梯上樓時需要拉著扶手
- □ 做有點重量的家事時會感到吃力（使用吸塵器、搬棉被等）

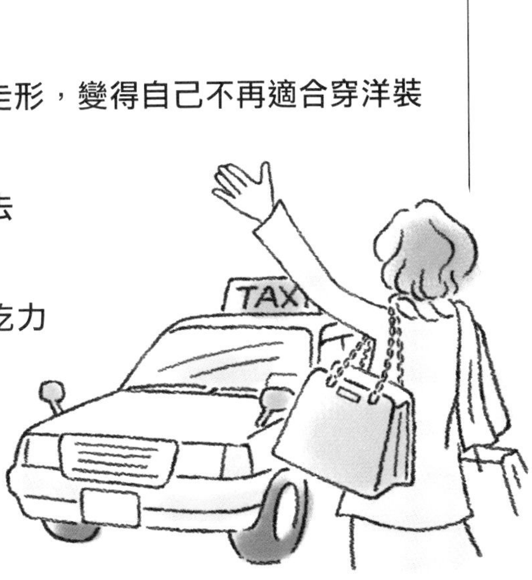

肌力不足的話，將提高
臥病在床的風險

下半身的肌力要是退化，就會出現四十一頁檢測項目中的症狀。隨著年紀增長，肌肉的質量與功能退化、全身肌力降低的情況，即是「肌少症」（Sarcopenia）。我們會依據步行速度、握力、BMI值、下腿圍來檢測是否患有肌少症（參照左側）。

- 年過六十五歲，步行速度不到1公尺／秒
- 握力的話，男性不到25公斤、女性不到20公斤
- BMI值不到18.5
- 下腿圍（小腿最粗的地方）不到30公分

※ BMI值是身體質量指數（Body Mass Index, BMI），為肥胖指標。
BMI=體重kg÷身高m^2，基準為22。

高齡人士的狀況多半不單單只是上了年紀的緣故，還有生活習慣、生活環境、慢性疾病等多重原因所造成，可分成因年紀造成的一次性肌少症，以及疾病和臥病在床造成的二次性肌少症。

很多人即使被診斷出一次性肌少症，由於能藉由運動與食療來治療，常常認為情況並不嚴重。然而，大家不應忽視的是，肌少症會造成容易跌倒，以及臥病在床的高風險族群。除了四十一頁的檢測，也可以用「手指測試」來自我檢測一番。

【手指測試的方法】

將雙手拇指和食指圍著小腿肚試看看。

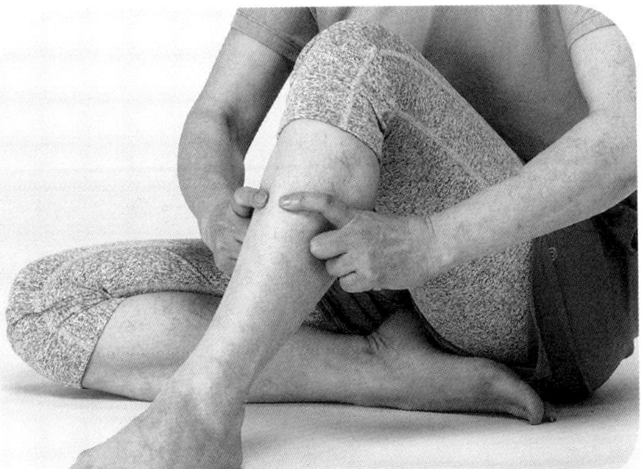

○ 圍不起來→肌少症的風險低
× 正好圍起來 & 圍起來有間隙
→肌少症的風險高

資料來源／東京大學高齡社會綜合研究機構
飯島勝矢

柔性深蹲

能平均地鍛鍊下半身

對於超過五十歲、體力上無法應付「激烈運動和肌力訓練」的人，我推薦做柔性深蹲。

如果什麼都不做，肌肉量會逐年遞減。無論活到幾歲，肌肉量都可以增加，若你覺得「已經來不及了」而放棄的話，那就太可惜了！

或許許多人一聽到深蹲，就會聯想到像運動員做的那樣，身體蹲低到臀部與膝蓋同高，非常正統的深蹲，然而，我介紹的深蹲加了「柔性」兩字，因此膝蓋不需要彎那麼多，再加上基本型柔性深蹲還搭配了椅子，即使你對自己的肌力不夠有信心也完全沒問題。基本型柔性深蹲只要能站立的人都做得到。

只要做的方式正確，即使一天只做十次，也能鍛鍊容易退化的下半身，箇中祕密就是蹲下這個動作。

蹲下的動作乍看之下很單純，其實能平均鍛鍊到臀大肌、大腿內收肌、股四頭肌和腿後腱等許多肌肉（46頁），比實際看起來還能確實鍛鍊到下半身的肌肉。

速度也是一個重點，花四秒鐘蹲下，再花四秒鐘恢復原來的姿勢，比較不會帶給腰與膝蓋負擔，而且一定能夠意識到自己所運用的肌肉。

還有，做靠牆柔性深蹲（中級程度）與手往前伸的二分之一柔性深蹲（高級程度）時，因為也會運用到腹直肌與闊背肌等上半身肌肉，所以能夠很有效率地鍛鍊到全身的肌肉。

▼

基本柔性深蹲

鍛鍊到的肌肉

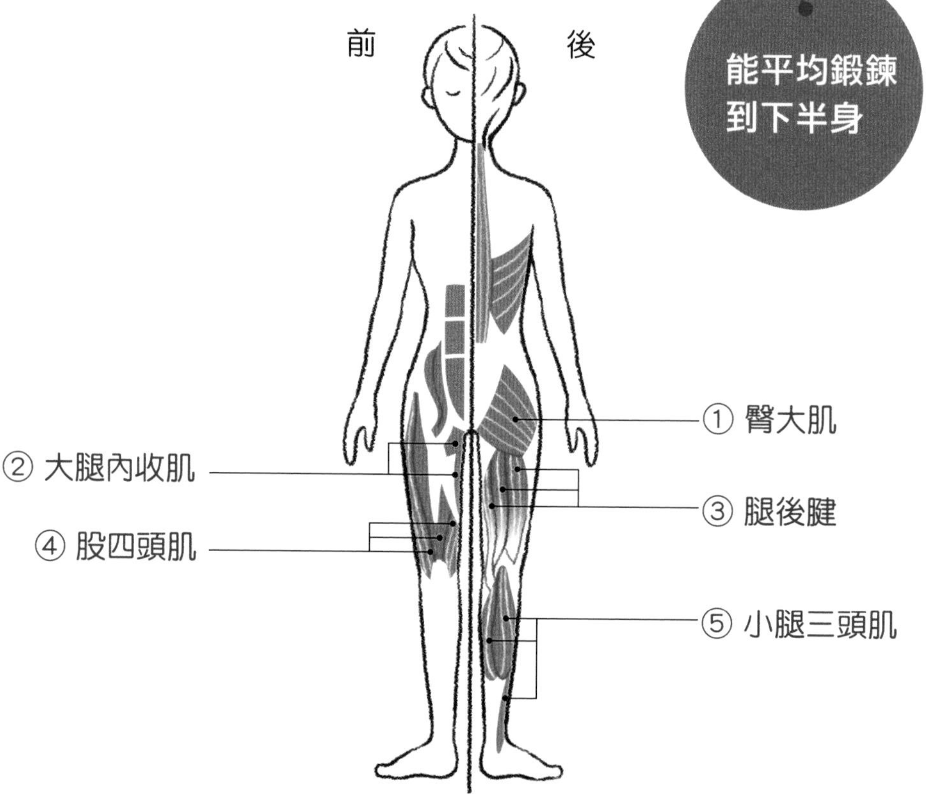

① 臀大肌	臀部的肌肉。股關節的伸展動作及從椅子上站起的動作，都會運用到臀大肌。
② 大腿內收肌	大收肌、短收肌、長收肌、肌薄肌的總稱。保持骨盆的穩定。
③ 腿後腱	位於大腿後側。股二頭肌、半腱肌、半膜肌的總稱。膝蓋彎曲及從前傾姿勢站起的動作，皆會運用到腿後腱。
④ 股四頭肌	由股直肌、股外側肌、股內側肌和股中間肌這四種肌肉構成，是大腿前側的大肌肉。曲伸膝蓋、腿從髖骨往前伸展時，會運用到股四頭肌。
⑤ 小腿三頭肌	製造小腿肚的腓腹肌及比目魚肌的總稱。主掌膝蓋彎曲的動作。

靠牆柔性深蹲（中級）與二分之一柔性深蹲（高級）

又多鍛鍊了幾處肌肉

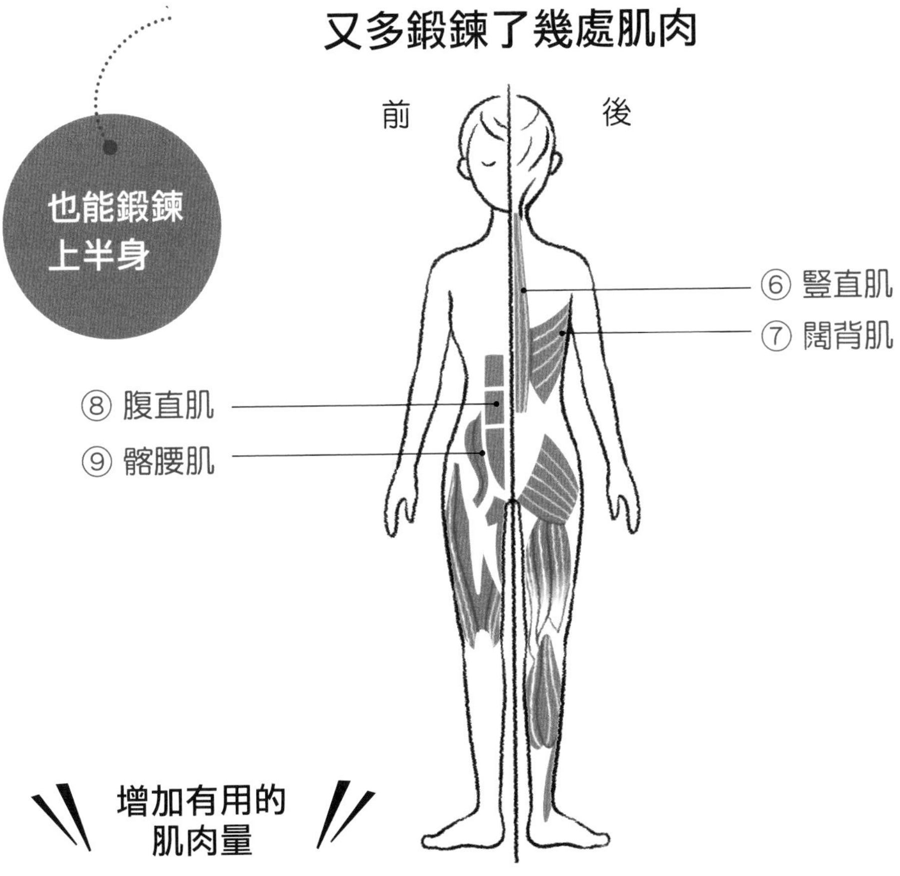

⑥ 豎直肌	緊貼脊椎兩側，腸肋肌、最長肌、棘肌等的總稱。功能為保持姿勢。
⑦ 闊背肌	伸展肩部時的肌肉，從腋下到背部下半部的肌肉，與上臂的拉伸類動作皆會用到闊背肌。
⑧ 腹直肌	包覆前腹部的肌肉。穩定軀幹、仰躺時使身體立起都會使用到腹直肌。
⑨ 髂腰肌	腰大肌和髂肌的總稱。髖部的彎曲和伸展，穩定腰部時會使用到髂腰肌。

肌力提升，怕冷與腰痛等惱人症狀也會減輕

你是不是明明食量沒變，腹部與背後的脂肪卻增加，而且即使減重也瘦不下來……這就是新陳代謝變慢了。

所謂的新陳代謝，就是我們攝取食物後，身體會將食物消化、吸收，再轉換成活動所需的熱量。代謝分成三種：

- 基礎代謝
- 活動代謝
- 攝食生熱效應（DIT：Dite Induced Thermogenesis）

其中占比最高的是基礎代謝，約占一天消耗熱量的六十～七十%。基礎代謝是為了呼吸與調節體溫等維持生命所需而消耗的熱量，是即使身體不動、什麼事都沒做，為了讓心臟等全身器官活動所需要的最低熱量。

在基礎代謝中，耗費最多熱量的則是肌肉。如果我們鍛鍊肌肉，使肌肉量增加的話，基礎代謝就會增加，也變得不易發胖。但就如同前面所說的，隨著年紀增長，肌肉量會逐年減少，變成不易消耗熱量的身體。現在深蹲廣受大眾矚目，正是因為它具備了能夠有效減重的特質之一。

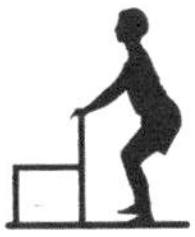

刺激小腿肚就能改善水腫與怕冷

小腿肚離心臟很遠，且受到地心引力的影響，卻能藉由肌肉收縮，將血液流暢地送回心臟，擔任幫浦的工作。但是，如果我們一直站著或一直坐著，長時間維持同一個姿勢不動，肌肉幫浦的功能就會下降，腳會變得水腫。藉由做柔性深蹲來刺激小腿肚的肌肉，不但能使停滯的血液與淋巴液順暢流動，還能增加肌肉量，其幫浦的功能也會變得更好。血液與淋巴液的流動一旦變好，身體的體溫也會升高，就能改善怕冷的狀況。

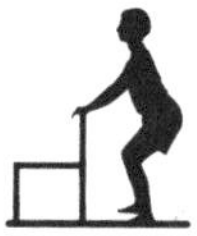

中級與高級柔性深蹲也能改善腰痛

做習慣基本柔性深蹲之後，可以試著做做看利用牆壁的中級版與高級版的二分之一柔性深蹲。這兩種運動能夠鍛鍊上半身的肌肉。

例如髂腰肌，這部分的肌肉若是太緊繃的話，會將腰椎往前拉，等到你想讓身體保持平衡時，就會拉扯到背部中間的肌肉，造成腰痛。靠著牆壁做的中級版與手往前伸的高級版，能夠確實伸展到被往前拉扯的肌肉，不會給背部中間的肌肉帶來負擔，因此具有預防腰痛及照顧腰部的功效。

剛開始做柔性深蹲是為了預防跌倒，後來變得不易發胖，姿勢也變好了，腰痛的情況也較好轉。真可說是一石二鳥，甚至是一石三鳥，因此我非常推薦大家做柔性深蹲。

只要將下半身的肌力鍛鍊起來，走路也會變得輕鬆。如此一來，活動量自然增加，肌肉較不易流失，自然愈來愈健康。讓我們一起藉由做柔性深蹲來達成這些附加價值吧！

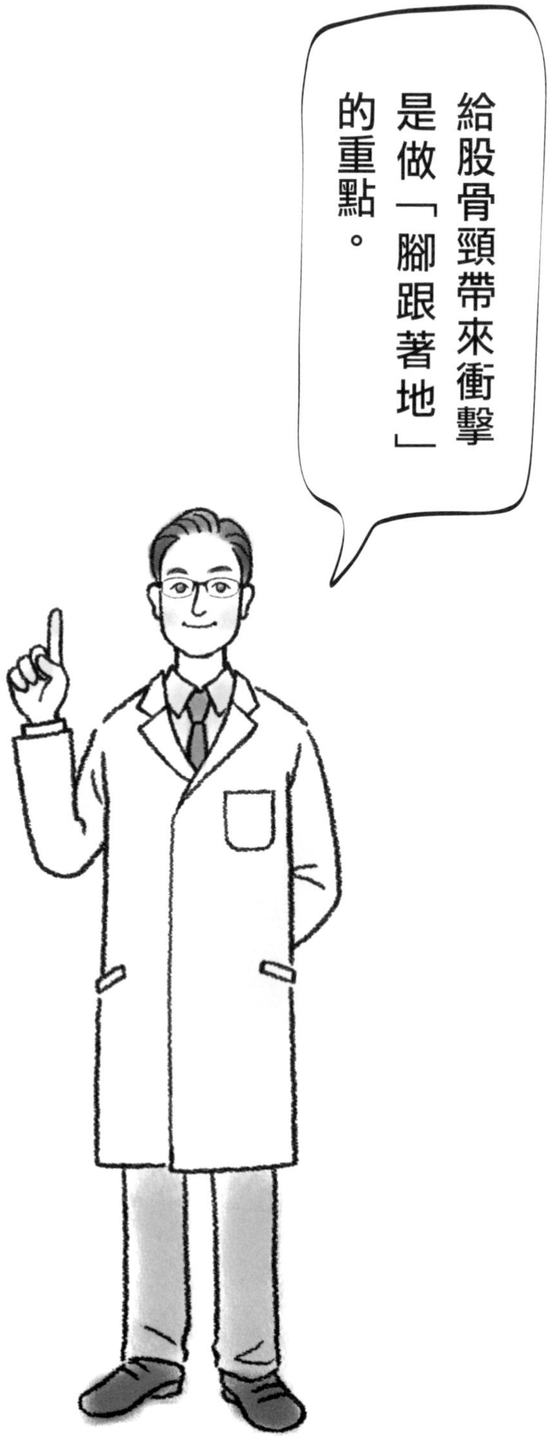
給股骨頸帶來衝擊是做「腳跟著地」的重點。

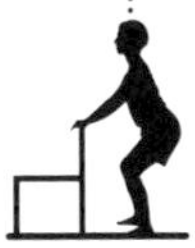

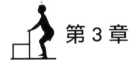

第 3 章

來做看看
「腳跟著地」吧！

首先從這裡開始

基本的 腳跟著地 ①

30次 X
1天3回合

如果做三十次覺得很吃力的人，請量力而為，慢慢增加次數即可。

抬起腳跟

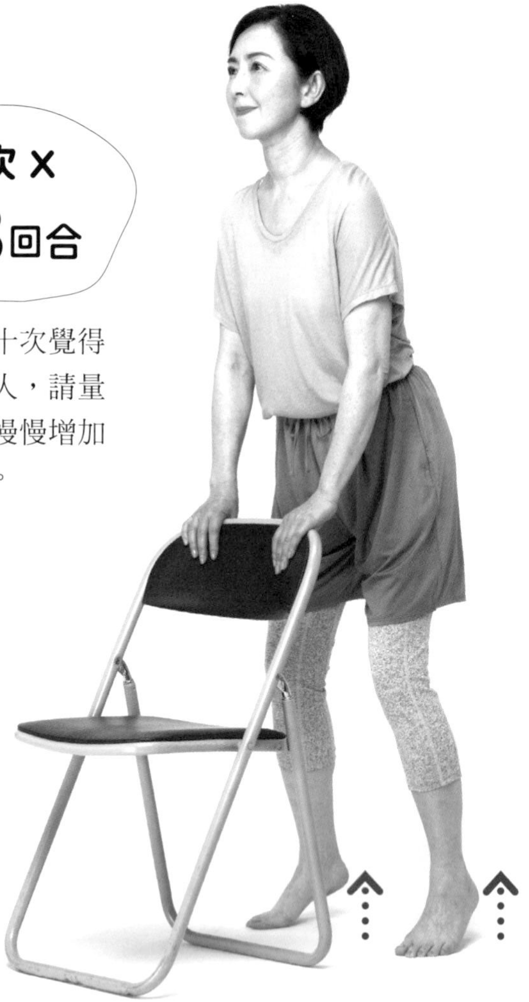

腳跟抬起的高度不同，帶來的衝擊也會不同！

1 **雙手抓住椅背，兩腳張開比肩略寬，將腳跟抬高。**

※也可以用桌子代替椅子

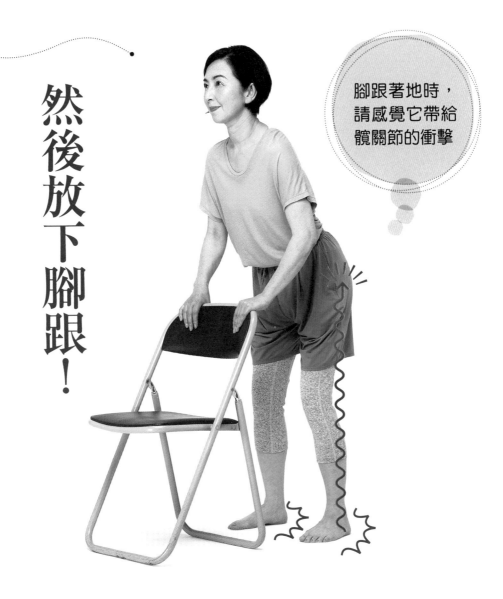

然後放下腳跟！

2

感覺將重心放在後方，然後以腳跟落地。

※「腳跟抬起→放下」是一次

腳跟著地的重點

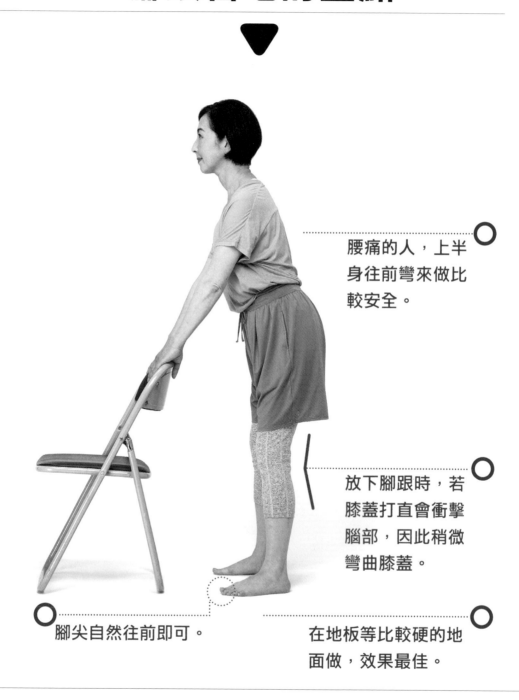

▼

腰痛的人，上半身往前彎來做比較安全。

放下腳跟時，若膝蓋打直會衝擊腦部，因此稍微彎曲膝蓋。

腳尖自然往前即可。

在地板等比較硬的地面做，效果最佳。

依據身體狀況
調整腳跟抬起的高度

抬得愈高帶給髖關節的衝擊愈強。
請依據身體狀況做調整。

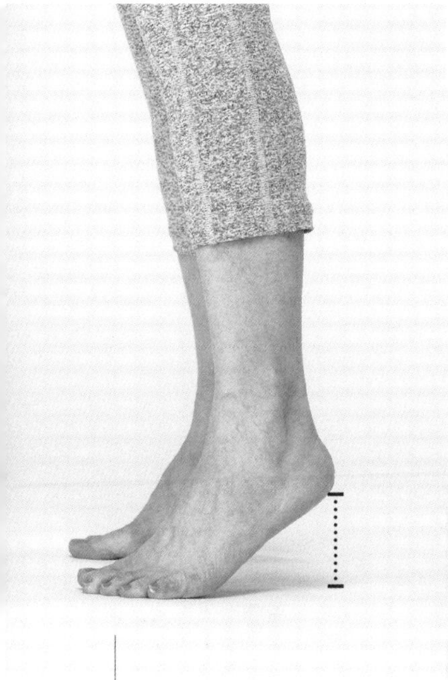

8cm

適合身體沒有任何疼痛、做習慣的人

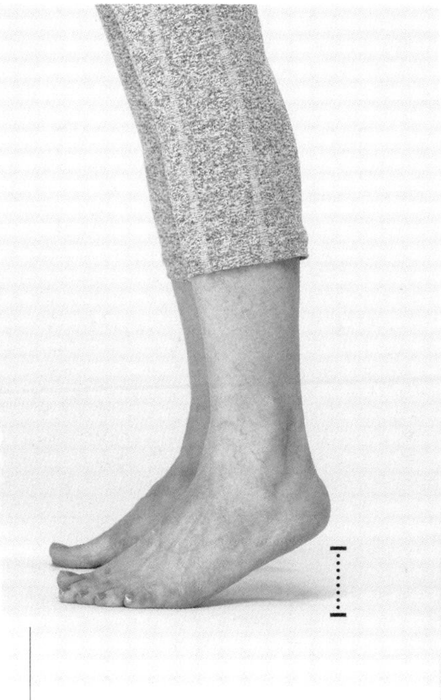

5cm

適合身體沒有任何疼痛的初學者

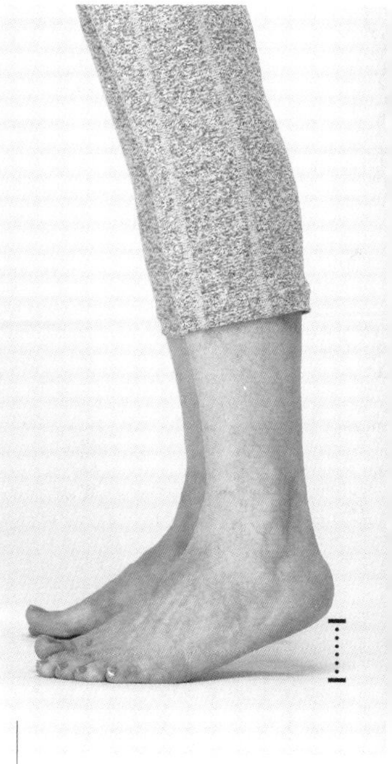

3cm

適合腰或膝蓋、髖關節、腳關節較弱或會疼痛的人

做習慣後，不扶椅子做做看

基本的 腳跟著地②

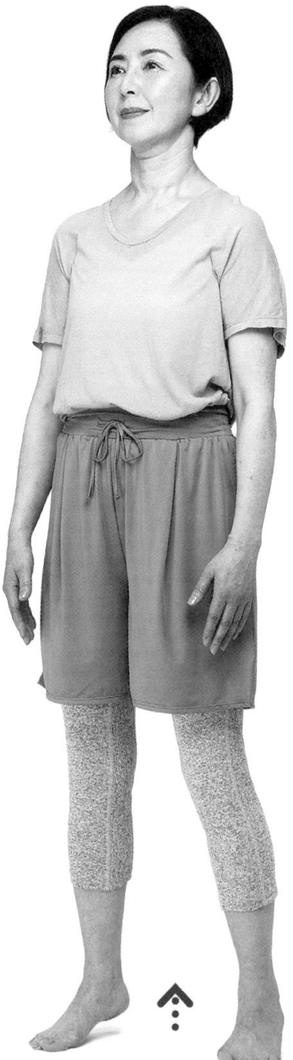

30次 X
1天3回合

覺得做三十次很吃力的人，請量力而為，慢慢增加次數即可。

腳跟抬高的高度請依個人喜好。

1 兩腳張開比肩略寬，抬起腳跟。

2

感覺將重心放在後面，然後腳跟著地。

※「抬高腳跟→放下」是一次

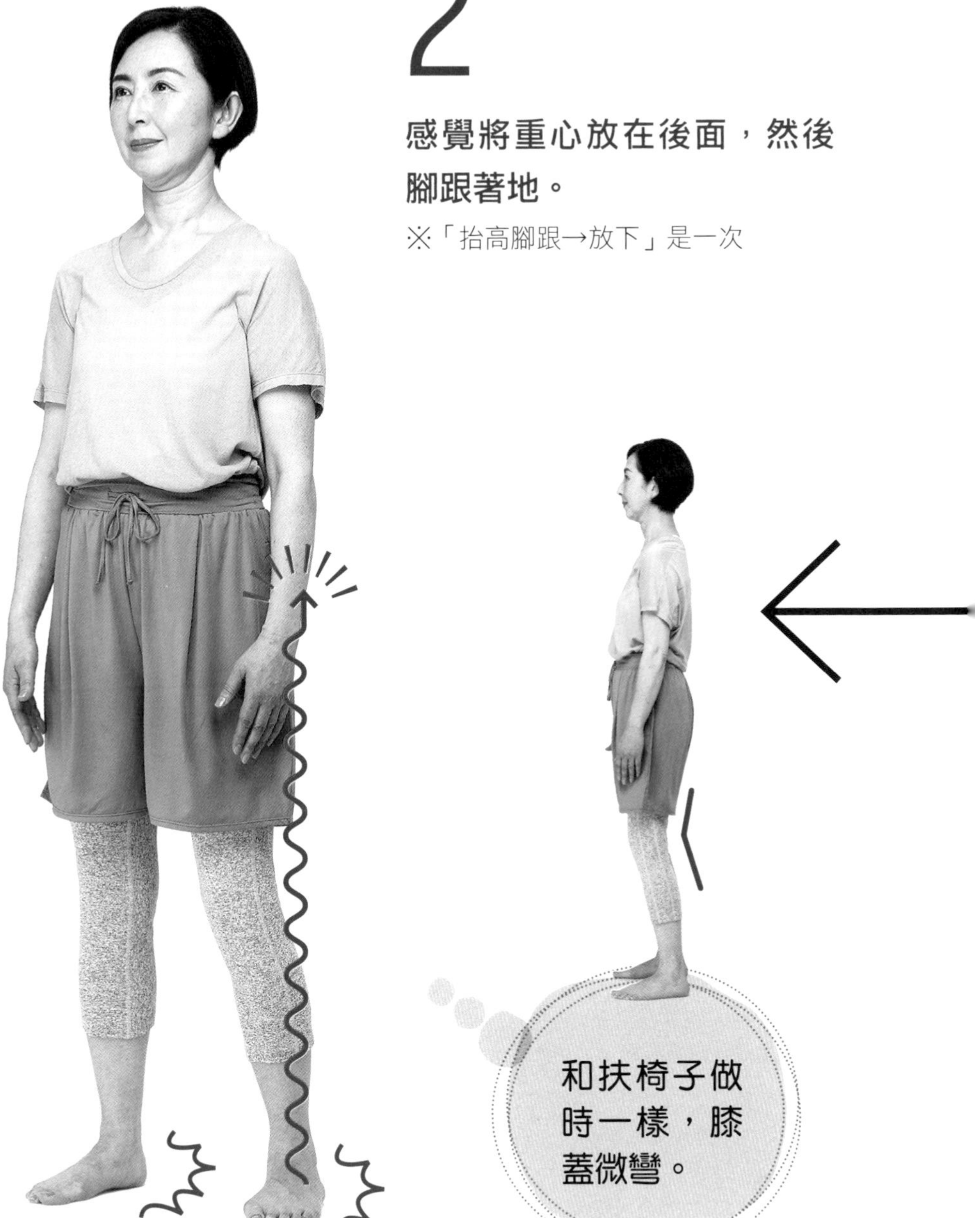

和扶椅子做時一樣，膝蓋微彎。

想多多刺激髖關節、變得更有活力的人

中級的

雙腳跳起後腳跟著地 挑戰一下

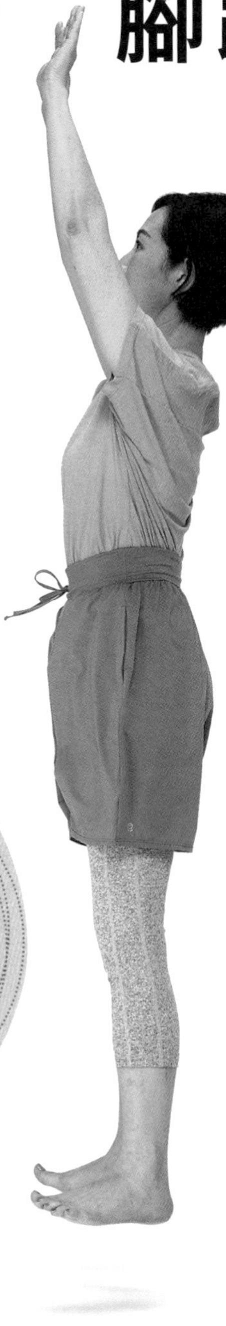

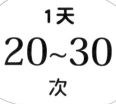

1天 20~30 次

次數只是目標，不要勉強，請量力而為，再慢慢增加次數即可。穿著鞋子做也OK。

就算跳不高也沒關係，跳起時想像自己輕盈地跳高

在膝蓋微彎的狀態下跳起來

雙手抬高（肩膀不要用力，自然即可），雙腳打開比肩膀略寬。雙腳跳起，腳跟著地。
無須勉強！

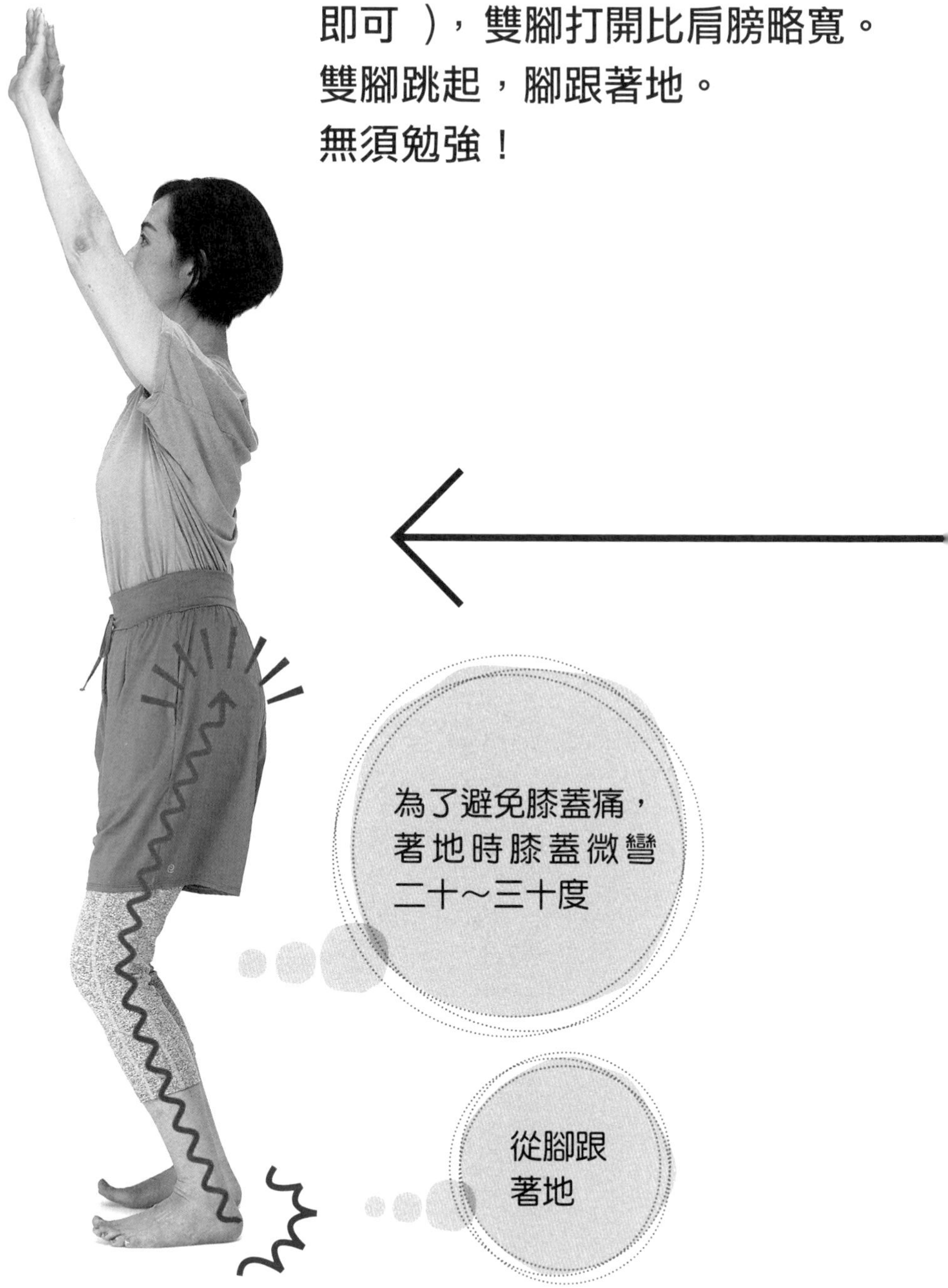
為了避免膝蓋痛，著地時膝蓋微彎二十～三十度
從腳跟著地

想給髖關節更多刺激、變得更有活力的人

高級的

單腳跳起後腳跟著地 挑戰一下

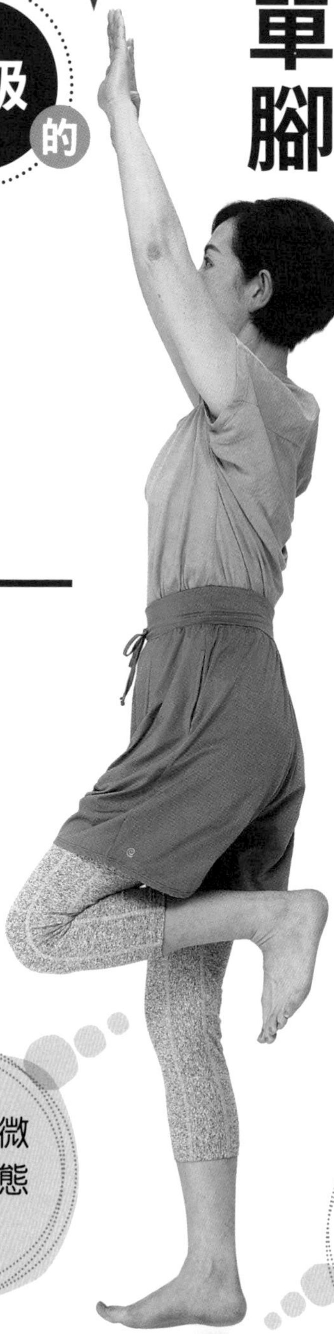

1天
20~30
次

次數只是目標，不要勉強，請量力而為，再慢慢增加次數即可。穿著鞋子做也OK。

有辦法單腳站立的人再嘗試！

在膝蓋微彎的狀態下跳起

跳起時只離地幾公分也OK

雙手抬高（肩膀不要用力，自然即可），雙腳打開比肩略寬。單腳跳起後，腳跟著地，然後換腳，同樣動作再做一次。
即使跳不高也無妨，同樣能刺激腳跟，絕對不要勉強！

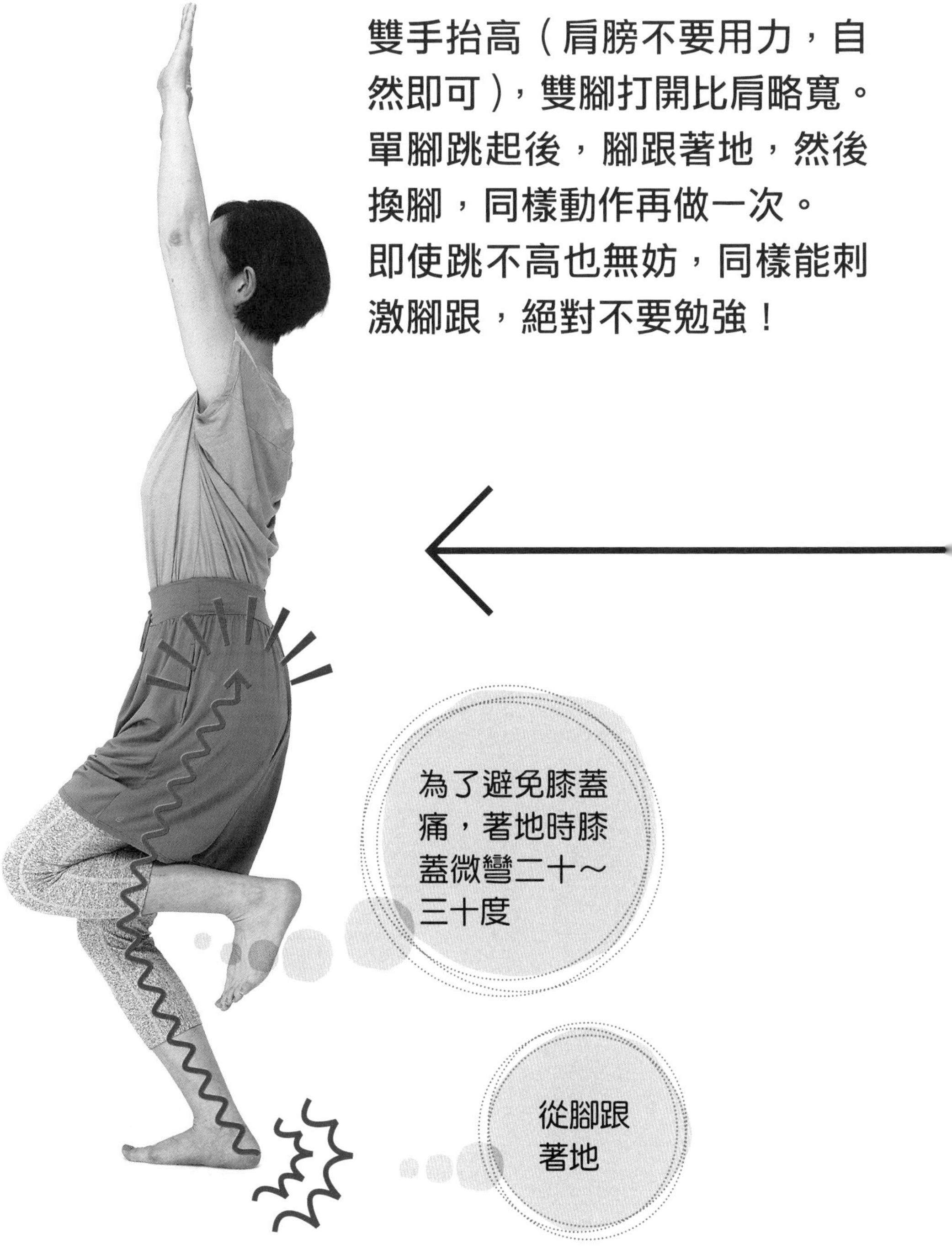
為了避免膝蓋痛，著地時膝蓋微彎二十～三十度
從腳跟著地

藉由鍛鍊腹肌與背肌，

增加腰椎的骨量

縮肚臍體操 初級

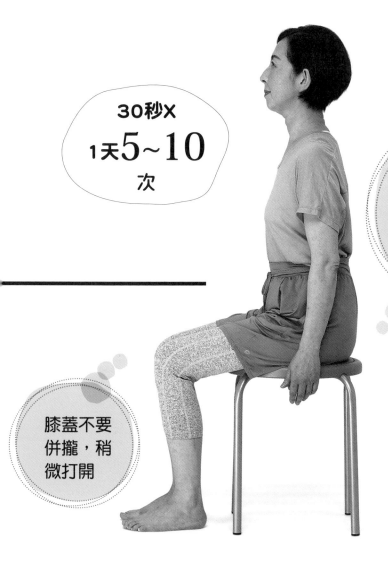

30秒X
1天5~10次

如果使用有椅背的椅子，淺坐，不要靠著椅背

膝蓋不要併攏，稍微打開

坐在椅子上，背部打直，不要憋氣，
將肚臍往內縮並維持三十秒。

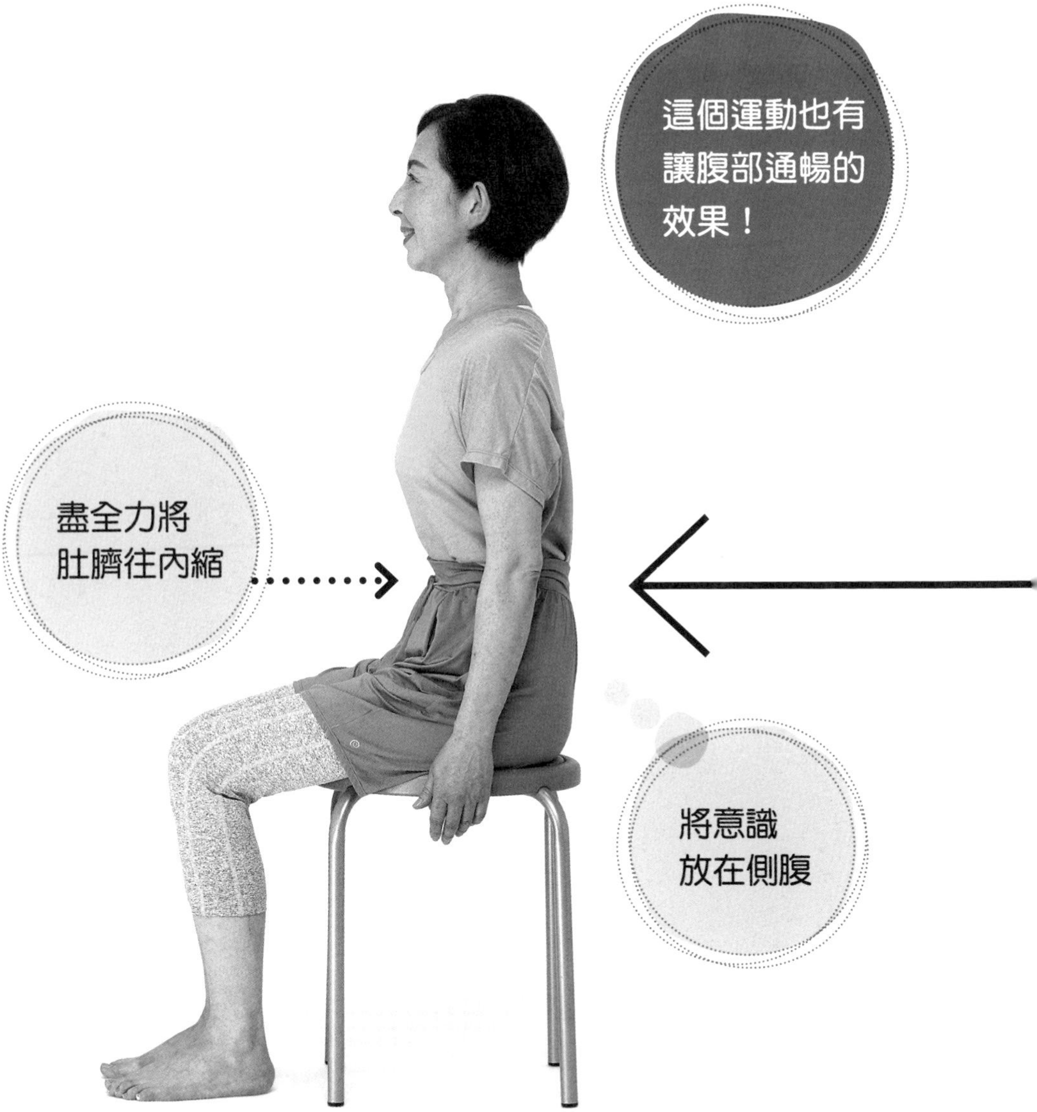
這個運動也有
讓腹部通暢的
效果！
盡全力將
肚臍往內縮
將意識
放在側腹

藉由鍛鍊腹肌與背肌，

增加腰椎的骨量

縮肚臍體操 中級

站姿

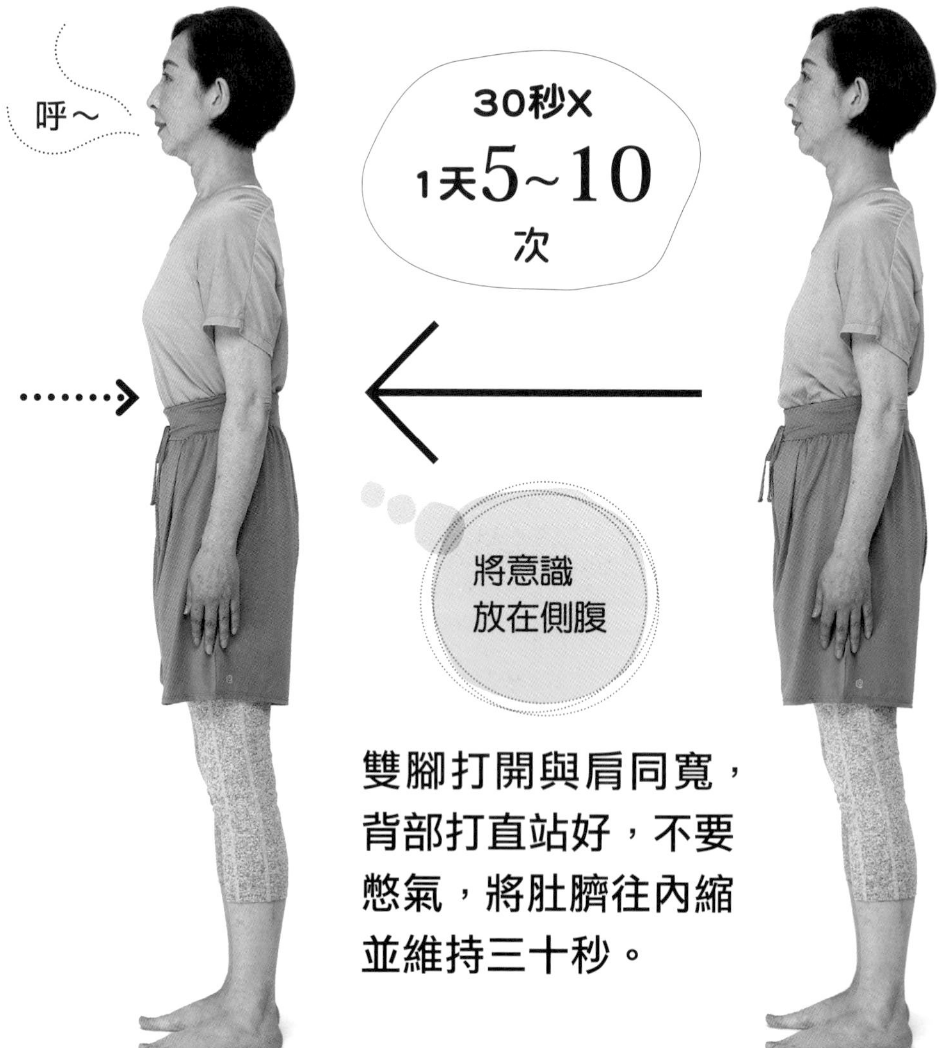

雙腳打開與肩同寬，背部打直站好，不要憋氣，將肚臍往內縮並維持三十秒。

單腳站立

雙腳打開與肩同寬，背部打直站好。
單腳站立，不要憋氣，將肚臍往內縮，
然後換腳，同樣動作再做一次。

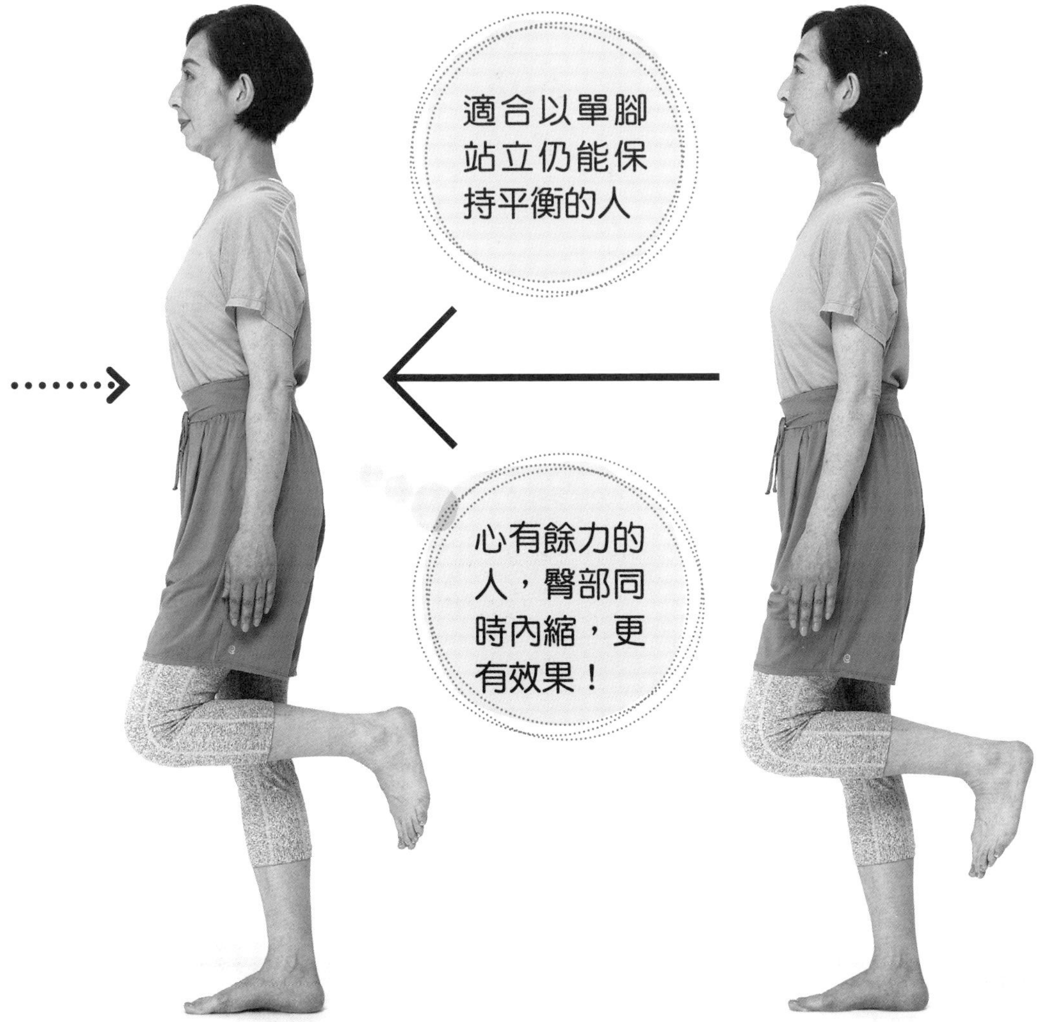
適合以單腳站立仍能保持平衡的人
心有餘力的人，臀部同時內縮，更有效果！

增加髖關節的軟骨，讓行動更流暢

髖關節擺動體操

① 站姿【前後左右擺動】

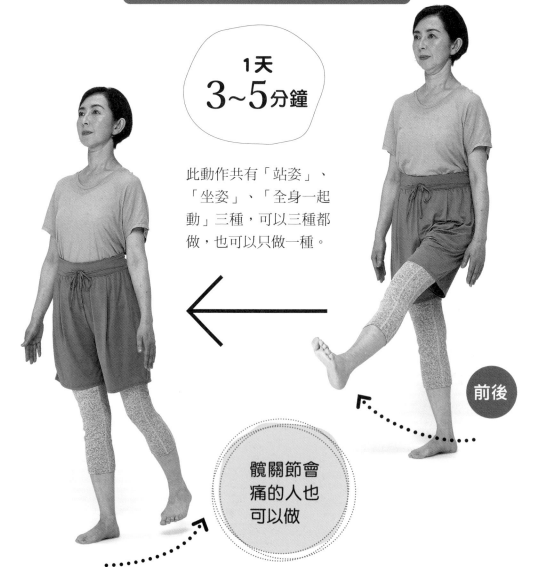

1天
3~5分鐘

此動作共有「站姿」、「坐姿」、「全身一起動」三種，可以三種都做，也可以只做一種。

前後

髖關節會痛的人也可以做

雙腳打開與肩同寬，將意識放在髖關節，
然後整隻腳前後左右擺動。
換腳，同樣動作再做一次。
做的時候，將單手放在桌子等處最佳。

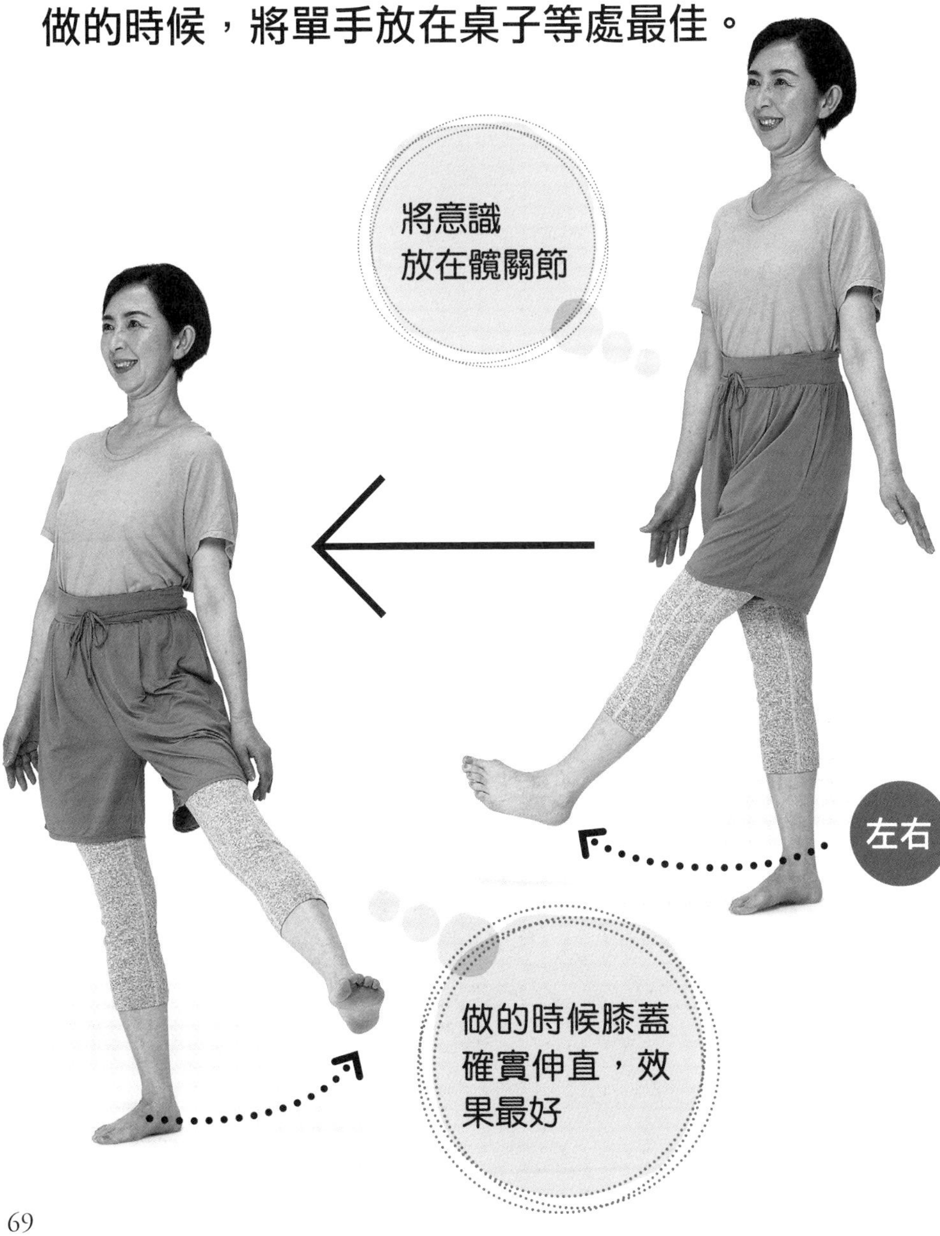
將意識
放在髖關節
左右
做的時候膝蓋
確實伸直，效
果最好

髖關節擺動體操

② 坐姿【上下左右擺動】

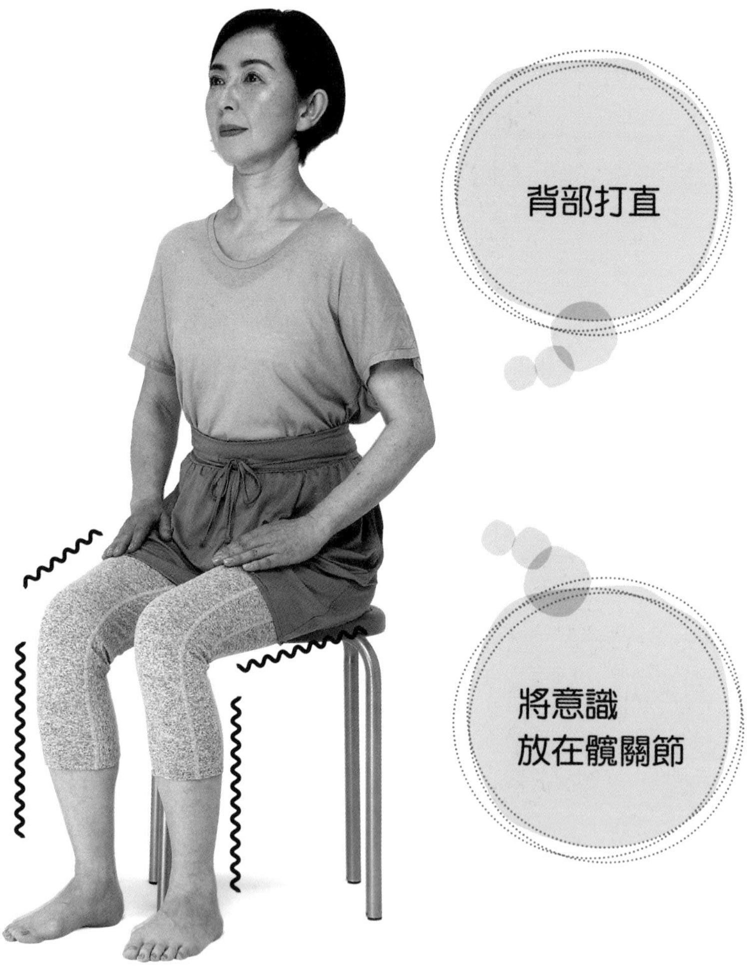

坐在椅子上，兩腳上下左右搖晃（抖動）。
可以單腳做，也可以兩腳一起做，看你覺得怎麼做比較好做，就那樣做。

③ 全身一起動

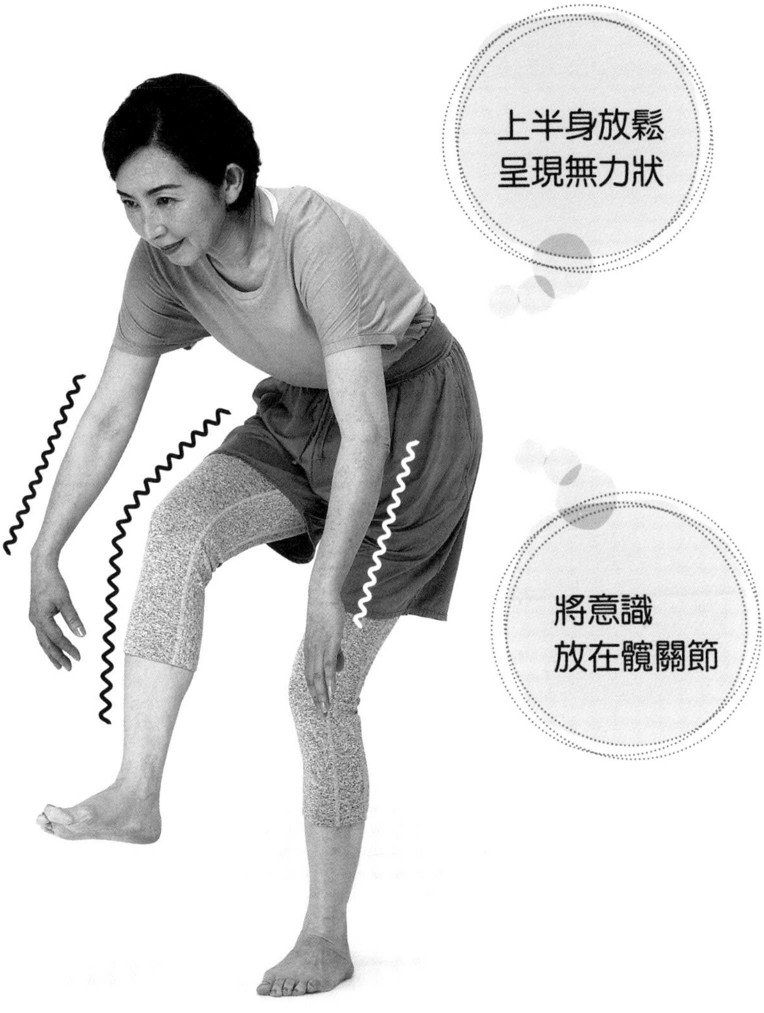

上半身往前彎，雙手與抬起的腳同時搖晃（抖動）。
因為是單腳站立，別忘了換腳，同樣的動作再做一次。

隨時隨地都能做
腳跟著地運動！

在煮飯和洗衣時、吃飯之前，腳跟著地和縮肚臍體操比柔性深蹲還方便做，不用挑場合。而且完全不顯眼，即使有其他人在旁邊也不用擔心。

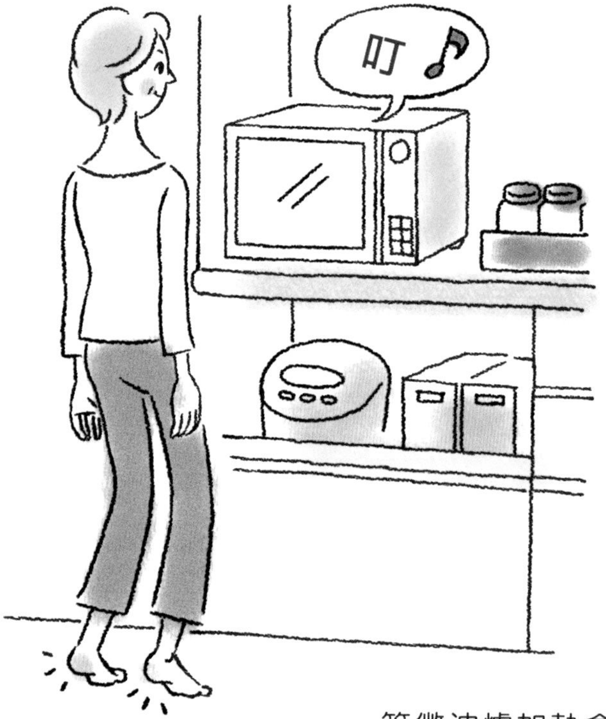

等微波爐加熱食物、等水煮沸……女性朋友經常站在廚房流理臺前，煮飯時或許是做腳跟著地運動的最佳時機。

在等待時
做腳跟著地

吃飯前做 縮肚臍體操

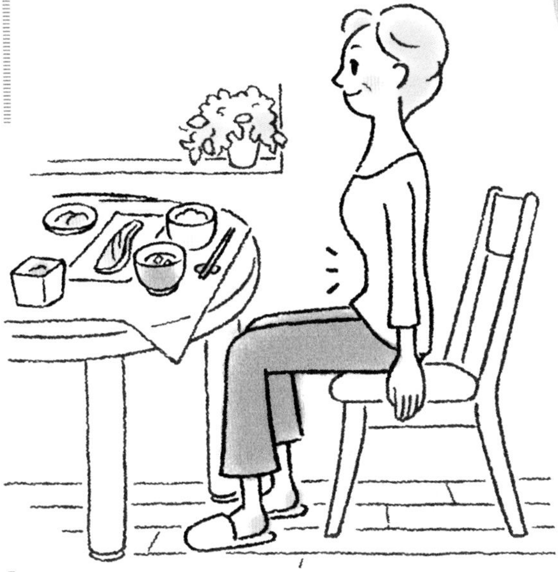

若要做縮肚臍體操，坐著時，我最推薦在吃飯前和搭電車時，站著時，最適合在等紅綠燈和在月臺等車時。

洗完澡後做 髖關節 擺動體操

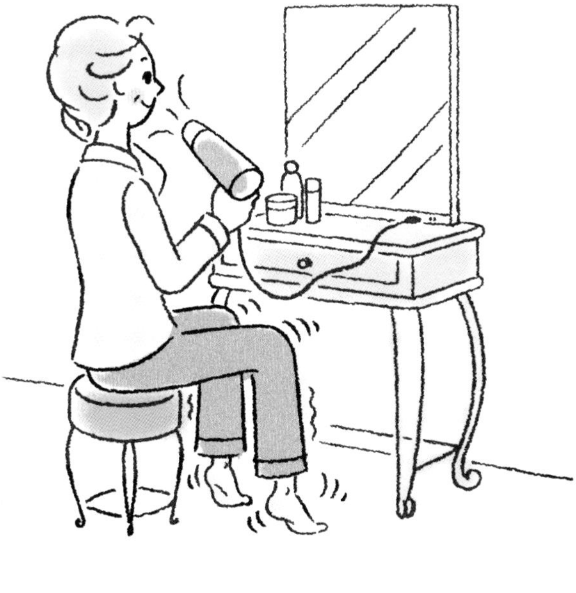

髖關節擺動體操要在放鬆、心情好時做，一邊吹頭髮時一邊做、一邊保養肌膚時一邊做……在剛洗好澡和睡前做，可以讓你睡得更好。

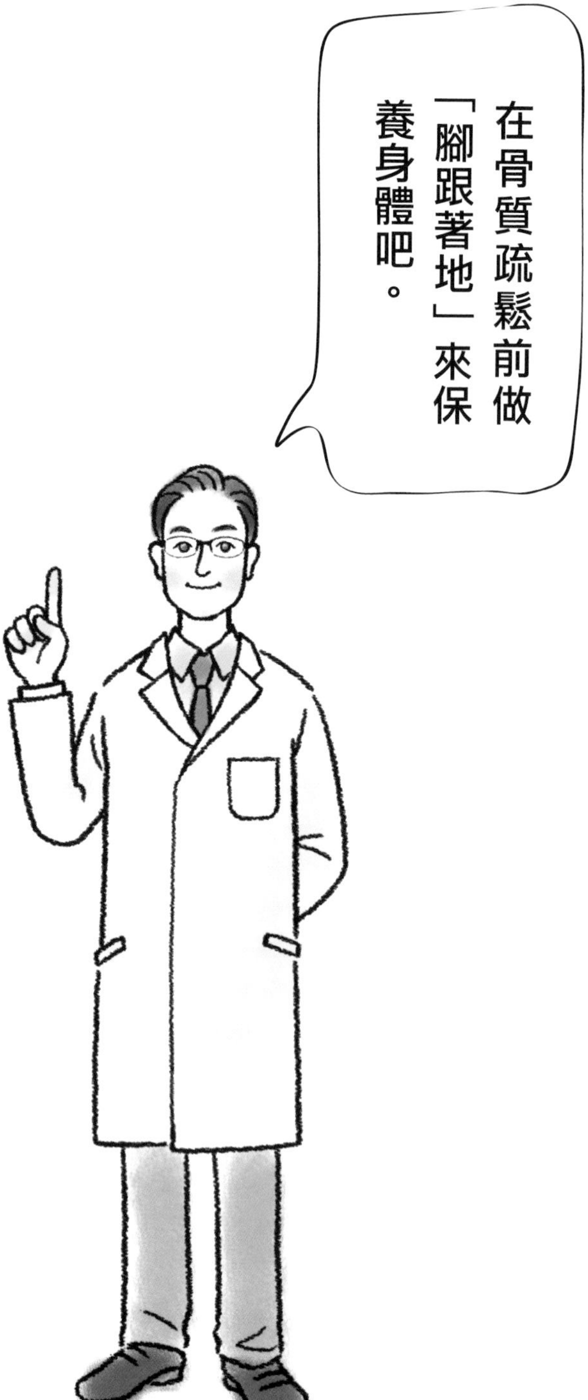
在骨質疏鬆前做「腳跟著地」來保養身體吧。

第 4 章

「腳跟著地」為什麼能增加骨量？

骨頭變得疏鬆、易骨折，就是骨質疏鬆症

我們身體裡的血液、內臟，還有骨頭等細胞，每天都一點一點地新陳代謝著。各部位的新陳代謝速度不同，一般以骨頭來說的話，一年約淘汰全部骨頭的十％，全部新陳代謝完成約得花五到六年。肌肉的狀況也一樣。只要以正確方式維持，無論幾歲，骨頭都可以很強健。

骨頭的主要功能是支撐身體，儲存鈣質，以及控制能生成新骨質的骨鈣素（osteocalcin）。為了維持生命機能，血液中的鈣離子必須保持一定的濃度。如果從飲食中攝取的鈣質不足，身體機能自然會從做為儲存庫的骨頭中，提取其中的鈣質並運送至體內各組織。這種用骨頭中的鈣質來補充的機制一旦變成習慣，骨量自然而然會減少。

〈〈〈 男女的骨量變化

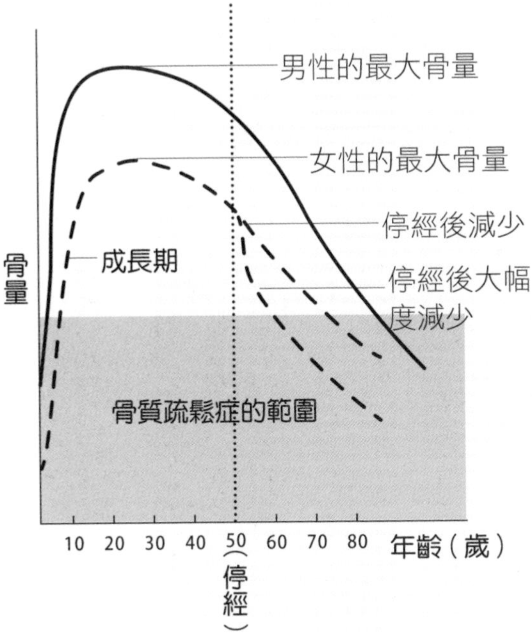

資料來源／折茂肇監修《骨質疏鬆症檢查 保健指導指南第2版》

※體質、遺傳和續發性骨質疏鬆症（因乳癌、卵巢癌、糖尿病等）也是造成的原因。

年齡增長也是骨量流失的原因之一。骨頭裡有合成骨骼的成骨細胞和破壞骨頭的噬骨細胞，負責破壞舊的骨組織、製作新的骨組織，也就是骨的重塑。

二十歲到四十歲後半這段期間的骨量不太會改變，不過一旦年過五十，尤其是女性，破壞舊骨的機能會增強，如果什麼都不做的話，骨量就會漸漸減少。

能夠生成新骨質的骨鈣素從骨骼中分泌出來後，藉由血液運送至全身，讓肌力，甚至是記憶力都能常保年輕活力，也能幫助體內膠原蛋白的生成。膠原蛋白是保持美麗肌膚不可或缺的元素。

由於骨量減少或骨質流失而提高了骨折的風險，就是骨質疏鬆症。一般來說若有以下情況，皆會被診斷為骨質疏鬆症。

・股骨頸或腰椎的骨密度，其YAM值（young adult mean）在七十%以下（以股骨頸是二十～二十九歲、腰椎是二十～四十四歲之健康成人的骨密度數值為一〇〇%做為比較基準）

・股骨頸或腰椎的YAM值在七十%以上、不到八十%，曾因跌倒而導致手腕關節、腳踝、肩、肋骨、骨盆等處骨折。

・YAM值七十～八十%，即使不曾骨折，但母親有骨質疏鬆症而引起髖骨骨折者，建議使用強效藥物治療。

〈〈〈骨質疏鬆症患者的骨頭呈現疏鬆狀

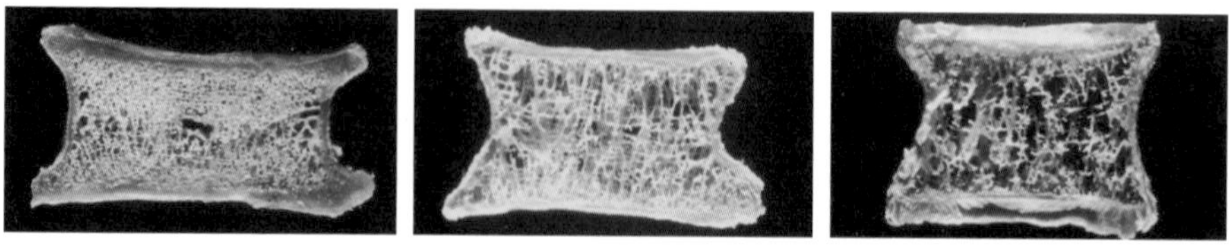

正常的背骨縱切面 ＞ 骨量減少的背骨縱切面 ＞ 骨質疏鬆症的背骨縱切面

照片提供／濱松醫科大學名譽教授井上哲郎

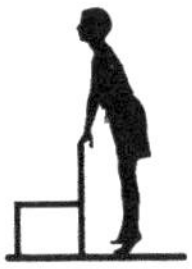

女性停經後，要留意雌激素分泌減少的情況

骨質疏鬆症較容易發生在高齡女性身上，使大家常常誤以為這是女性特有的疾病，其實男性也會有。

女性之所以較常罹患骨質疏鬆症，多半是因為停經後，負責維持成骨細胞和噬骨細胞平衡的雌激素分泌減少，因此導致噬骨細胞太過活躍。男性由於不會有像女性那樣雌激素分泌突然遽減的情況，因此骨量減少的速度會比女性來得緩慢些。

〈〈〈 不同年紀之骨質疏鬆症發病率

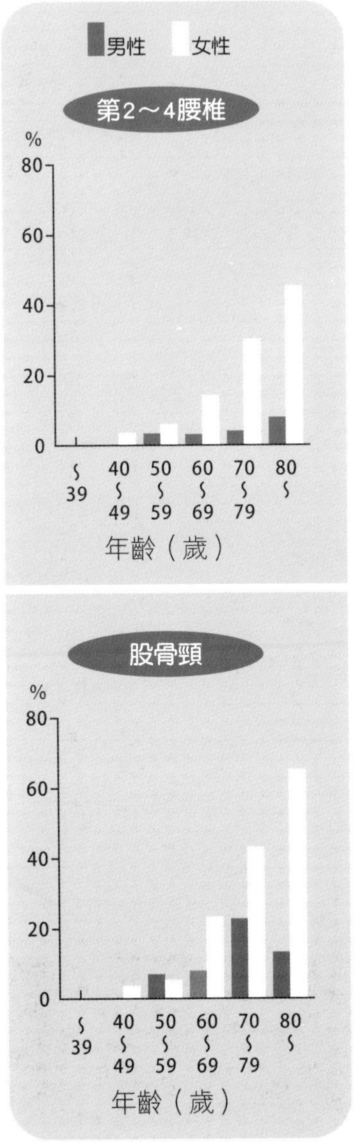

資料來源／骨質疏鬆的預防和治療指南製作委員會編《骨質疏鬆症的預防和治療指南2015版》

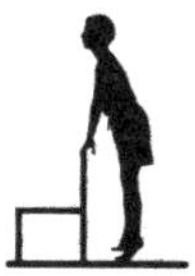

是否曾經生產也會影響骨量多寡

「和周產期※與哺乳有關的骨質疏鬆症」目前沒有明確的定義，但常在懷孕、生產時發病，因此醫生們將其定義為「和周產期與哺乳有關的骨質疏鬆症」。

形成原因目前還有些不明之處。女性懷孕時，總共會有約三十克的鈣移轉到胎兒身上；哺乳期間為了製造母乳，一天約會流失一百六十～三百毫克的鈣，很可能是因為以上情況而有所影響。

女性因懷孕、哺乳而減少的骨量，即使不特別治療，只要回復和懷孕前一樣的生活習慣，骨量通常會在產後半年至四年間恢復原狀。不過，如果原本骨量就少、恢復期太短或連續生產，得到骨質疏鬆症的風險就會升高。

※妊娠二十二週後（一百五十四天）開始至出生後七天

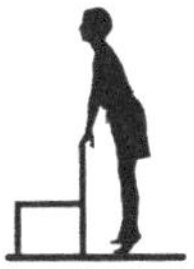

罹患牙周病的風險是得到骨質疏鬆症的兩倍

年過四十歲的人中，平均每三人就有一人患有牙周病。牙周病是細菌引發的發炎性疾病。因為牙齒也是骨頭，成骨細胞與噬骨細胞的平衡與否，也決定了牙齒是強健還是脆弱。如果造成牙周病的細菌持續感染牙齒，會使噬骨細胞更加活躍。我在與信州大學、松本齒科大學的共同研究中發現，駝背非常嚴重的人，牙齒也很容易脫落。

糖尿病患者處於胰島素分泌不足或欠缺胰島素的狀態。胰島素要是不足，成骨細胞就不易增加，不容易製造出新的骨頭。不容易骨折（骨頭強度）的狀態必須是七十%骨量和三十%骨質。至於骨量和骨質之間相互影響的程度為何，詳細情況目前還不清楚，現在只知道糖尿病患者能夠抑制骨質劣化更甚於骨量的減少。

確認一下！

你的骨量是否已經減少了呢？

即使只符合一項，也是骨質疏鬆症的高危險族群

- □ 母親有骨質疏鬆症
- □ 運動量少，很少外出
- □ 牛奶等乳製品一星期攝取不到三次
- □ 最近身高有變矮，或是變得駝背
- □ 曾因一點小意外而骨折
- □ 已停經
- □ 每天喝酒
  （日本酒超過一合，啤酒350毫升超過兩罐，紅酒兩杯以上，燒酒〔25度〕120毫升以上）
- □ 身材屬於瘦子型
- □ 有抽菸習慣

攝取過量咖啡、幾乎不晒太陽、有糖尿病、使用類固醇藥物等，也都是高風險族群。

若反覆發生脊椎的壓迫性骨折，得重新檢視室內環境

隨著年紀增長，下半身肌力也會隨之退化。不只是腳變得難以抬高而已，只要一點點的高低差就很容易絆倒。

五十多歲和六十多歲的人經常發生腳絆到而往前跌倒的情形。若是脊椎有點彎曲、髖關節和膝蓋關節也變形、彎曲的話，重心就會變成往後，容易變成屁股著地的情況。

說到跌倒，大家往往認為容易發生在外頭，其實最主要的原因是室內環境。

- 樓梯臺階做止滑防護
- 樓梯做扶手

●排除諸如地毯邊緣等微小落差
●照明要充足，腳下要看得很清楚
●地板上不要放太多物品
●浴缸裡要鋪止滑墊
……等等，將室內做成無障礙空間，下點功夫，減低跌倒的風險。

要是你在站起來或拿重物時出現背部和腰部疼痛，或是開始出現駝背等症狀，很可能已經有骨質疏鬆症。但是，很多人都以為「反正就是年紀大了」或「沒有骨折就沒有骨質疏鬆症」，不以為意。

骨頭變成疏鬆、易碎，脊椎發生壓迫性骨折的可怕之處在於，一旦骨折就會給周圍的骨頭帶來負擔，出現反覆骨折的情況。據說與尚未骨折前相比，一年內再次骨折的風險高出了三倍；有兩處壓迫性骨折的人，再次骨折的風險則高達九倍之多。

在脊椎發生壓迫性骨折的例子中，還有一種情況是「不知何時發生的骨折」。如文字所述，十人之中有六人因為沒有強烈疼痛所以完全沒發現，結果在不知不覺間變成駝背、身高變矮。

〈〈〈 如果有以下症狀，或許就是有骨質疏鬆症，且有「不知何時發生的骨折」

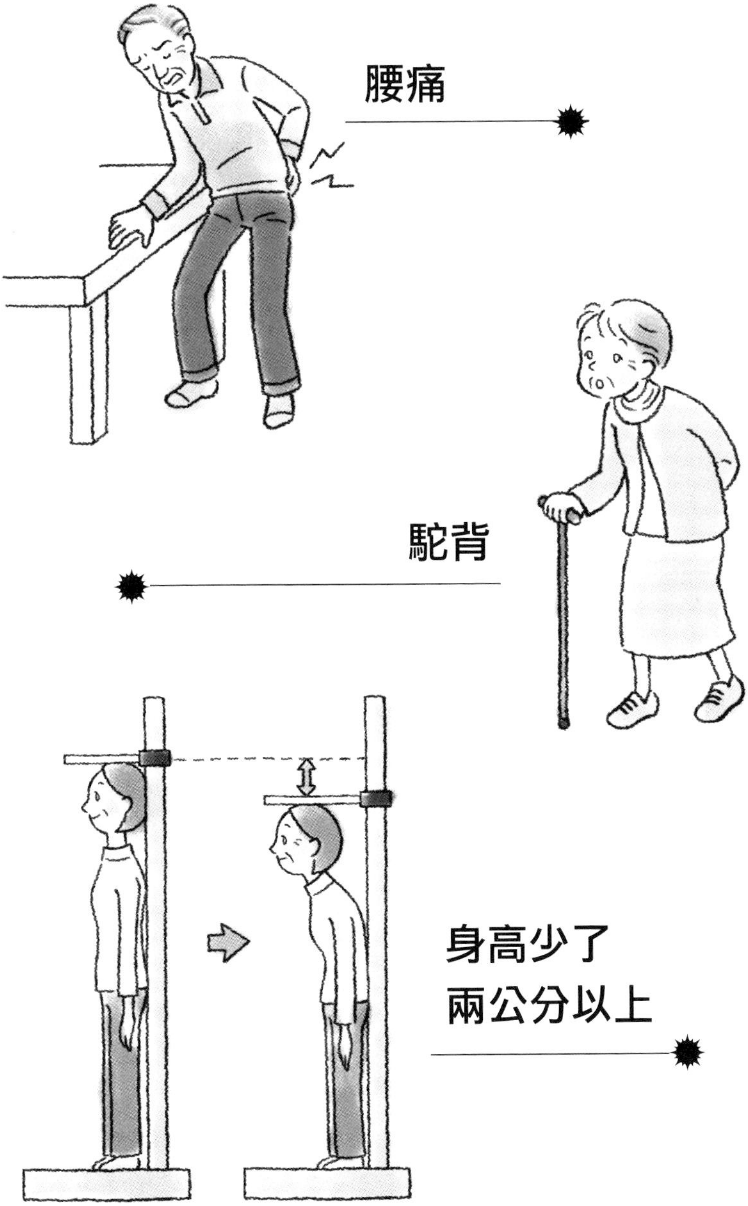

預防第一步是健康檢查！愈早發現就能愈快改善

脊椎和股骨頸骨折容易演變成臥床，「不知何時發生的骨折」只有五年生存率，比罹患大腸癌和乳癌的生存率還低，所以我建議年過五十歲的人都要做骨質疏鬆檢查。

骨質疏鬆症患者逐年增加，除了因為高齡者人口增加，也要將接受骨質疏鬆症檢查的比例太低、飲食西化、偏食、運動量減少等，統統列入考量。

現在日本政府補助的骨質疏鬆症檢查（自付額因各縣市鄉鎮而有所不同）分別以四十歲、四十五歲、五十歲、五十五歲、六十歲、六十五歲、七十歲女性為對象，每五年一次並透過宣傳告知。提高檢查率的工作則交由各縣市鄉鎮各自努力。

我工作的信州大學以延長縣民壽命為目標，為了讓大家更了解骨質疏鬆症和相關預防，約五年前開始做各種努力。認真推廣的成果是，大眾接受骨質疏鬆症檢查的比例提高了，部分地區股骨頸骨折的人減少，但這還不夠好。

骨質疏鬆症的檢查方法有好幾種，最受信賴的檢查是「雙能量X光吸光式測定儀」（DXA法）。「雙能量X光吸光式測定儀」X光有兩種，分別針對腰椎和股骨頸，可以區別骨的成分和其他組織，檢測骨密度。日本導入這項檢測的醫院還不多，雖然或多或少有暴露在輻射下的風險，但這項檢測仍然獲得日本骨質疏鬆學會的推薦。

其他還有手掌的雷射攝影、用畫像的深淺算出骨量的RA法（MD法），幅射量較少，引進這類檢測機器的單位也比較多。近年由於X光攝影更加數位化，X光片的圖片品質已經不可能會左右檢測值了。

國家補助的公費檢查也依據不同縣市鄉鎮而有所不同。如果不在接受補助的年齡範圍之內但仍想做檢查，請盡快詢問相關醫療機構。

此外，也可以透過血液檢測來看血液的鈣質濃度。我建議大家除了做骨質疏鬆症檢查，也一起做血液檢測。由於還需要重新檢視飲食習慣，請務必找醫師諮詢。

〈〈〈「雙能量X光吸光式測定儀」會以光線照射腰部和髖骨，以此檢測骨密度。

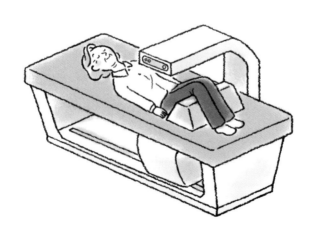

骨質疏鬆症患者與高風險者，做**腳跟著地**強化骨頭

「雖然我沒有骨質疏鬆症，但隨著年紀變大，骨量會逐年減少，我想預防骨質疏鬆症」、「我被檢查出來有骨質疏鬆症，希望能快速增加骨量」。依據不同的檢查結果，每個人希望得到的資訊不同，但不論是想預防或是想針對骨質疏鬆症對症下藥，方針都一樣，那就是營養和運動。

然而，一旦被診斷為骨質疏鬆症，不管骨量的數值是多少、是否有骨折，都必須做藥物治療。藥物療法主要分成內服藥和點滴注射兩種，有每天服用的、一週一次的、一個月一次的。

使用的藥物和組合不同也會有不同效果，因此改變治療藥物後骨量增加的案例很常見。就算沒有骨質疏鬆症，諮詢一下專科醫生也會比較安心。

〈骨質疏鬆症治療藥物〉※僅列舉代表性商品

●補充鈣質

鈣製劑：安賜百祟・鈣錠（ASPARA Ca Tablet）。

●調整並讓製成骨組織與破壞骨組織達成平衡

活性維生素D3製劑：ALFACALCIDOL、旺爾華錠（Onealfa）、骨活醇軟膠囊（Calcitriol）、艾地骨化醇（eldecalcitol）等。

維生素K2製劑：Glakay 等。

●促進骨頭的形成

Teriparatide（副甲狀腺荷爾蒙）：Teribone、骨穩 FORTEO。

● 抑制破壞骨頭作用的藥物

雙磷酸鹽（Bisphosphonate）製劑：Bonalon、Fosamax、Actonel、Benet、Bonoteo、Recalbon、Bonviva、Didronel 等。

選擇性雌激素受體調節劑（Selective estrogen receptor modulators，簡稱 SERMs）：鈣穩膜衣錠（EVISTA）、Viviant 等。

女性荷爾蒙製劑：Estradiol（貼片）等。

抑鈣激素製劑：Elcatonin 等。

RANKL 抑制劑：保骼麗注射液 Prolia 等。

基本上藥物必須持續使用三至五年，開始出現效果至少需要半年至一年，請確實地接受治療。

股骨頸骨折幾乎都得動手術，多半會使用鈦等金屬來固定，雖然術後會感到疼痛，但手術隔天就能站立和走路。如果是脊椎的壓迫性骨折，手術後至少得花三個月讓骨頭連接起來，必須好好靜養。

至於營養的部分，大家都知道要攝取鈣質，讓骨頭強健。雖說骨頭具有儲存鈣質的功能，但為了預防骨折，單單攝取許多鈣質卻沒有同時攝取能讓鈣質吸收進身體裡的營養素，效果幾乎是零，近乎沒有意義。具體而言到底該攝取哪種營養素、攝取多少才好，將在第五章詳細說明。

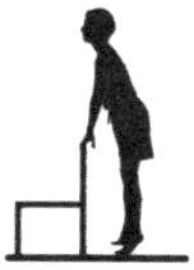

動作很簡單，但給腳跟帶來的衝擊與打網球一樣

帶給骨頭負擔的話，骨頭就會變得強健。

通常能夠產生效果的是像網球和馬拉松等，給骨頭很大的衝擊力、反覆同樣動作的運動。話說回來，平常運動量就不足的人，有辦法做到需要大肺活量的運動嗎？沒辦法吧。所以我推薦大家做腳跟著地運動。

前面提過，骨頭裡有製造骨頭的成骨細胞與破壞骨頭的噬骨細胞，骨頭每一天都會新陳代謝，實際上主要發出「破壞骨頭」、「製造骨頭」指令的就是骨細胞。

硬化蛋白會阻斷能夠促成骨頭形成、使骨頭強健的Wnt訊息傳遞路徑（Wnt signaling pathway），使骨頭變得疏鬆。腳跟著地的效果主要與硬化蛋白有關。

骨細胞感覺骨頭受到衝擊時就會開始運作，並依據衝擊程度決定是否要製造新骨頭。換言之，給骨頭愈大的刺激，愈能抑制會使骨頭疏鬆的硬化蛋白的過度分泌。

或許有人一聽到衝擊就覺得好像很痛，但請將其想成運動帶來的刺激。或是你認為只要是運動什麼都好，其實不然，重點是要給髖關節帶來衝擊。

我介紹的腳跟著地運動（54頁）非常簡單，只要站在地板等硬地上，將腳跟抬起再用力放下即可。髖骨所感受到的、那股由腳跟著地帶來的衝擊，就是腳跟著地有效果的證據，能夠增加髖骨的骨量。不過如果腳伸得直直的，衝擊會傳到腦，因此在做的時候，腳稍微彎曲比較好。

因為是非常簡單的運動，或許有人會半信半疑，但只要測試腳跟著地帶來的衝擊程度，就會得出其程度與打網球相差不遠的結果。

我也實際讓骨質疏鬆症患者在進行藥物治療時，持續做腳跟著地運動，然後測量骨量。在藥物治療後，股骨頸的骨量兩年下來通常平均能提升三～四％，如果同時做腳跟著地運動和重新檢視飲食生活，一年平均能提升八％。

等做習慣之後，還請務必挑戰「雙腳跳起後腳跟著地」（60頁）和「單腳跳起後腳跟著地」（62頁）。「從挑戰新事物變成熟能生巧」，如此反覆進行後，也會更有自信心。

縮肚臍體操（64頁）乍看之下似乎和預防骨質疏鬆症無關，其實大有關係。背部肌肉為了隨時支撐脊椎，所以具有肌力，腹肌卻不是自然就會有肌力的部位，如果在日常生活中沒有有意識地鍛鍊，隨著年紀增長，肌力就會衰退。

鍛鍊腹肌並與背肌取得平衡，腰痛就會減輕，腰椎的骨量也可能因此增加。

髖關節會痛的人請做能增加軟骨的髖關節擺動體操（68頁）並務必養成習慣。藉由雙腳不斷擺動，能讓骨頭與骨頭之間的軟骨間隙變寬、變廣。

隨著年紀增長，髖關節的活動會惡化，有些人甚至會感到疼痛。一旦疼痛消失、髖關節的動作變得靈活，身體的活動度也會變好。為了替骨量增加做好準備，請將髖關節擺動體操變成生活習慣。

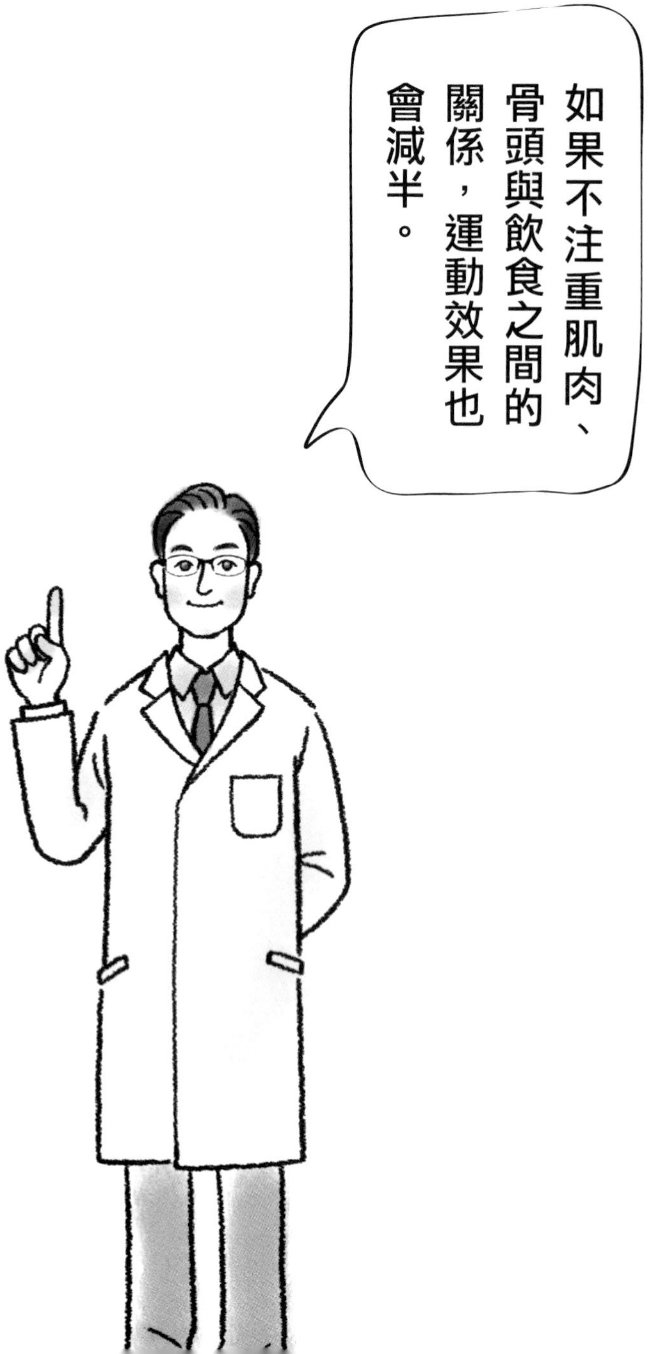
如果不注重肌肉、骨頭與飲食之間的關係，運動效果也會減半。

第 5 章

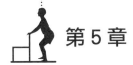

為了增加肌肉量與骨量，飲食上應該怎麼做？

有意識地攝取比一般必要量更多的蛋白質

無論是做針對運動員的重力訓練還是針對下盤肌力不足者的柔性深蹲，與肌力訓練的難度無關，蛋白質都是必須有意識攝取的營養素。

蛋白質是：

- 製成血液、骨頭與肌肉的主要成分（男性的話占全身十六～十八％、女性的話占全身十四～十六％）。
- 肌肉與內臟器官運作的必要酵素與荷爾蒙的主要成分
- 免疫細胞的主要成分

如上所述，蛋白質是身體健康不可或缺、非常重要的營養素。

蛋白質由二十種胺基酸構成，其中有九種是體內無法合成的必需胺基酸，只能從食物中補充。

【製成身體的胺基酸】 ※為必需胺基酸

異白胺酸（isoleucine）※、白胺酸（leucine）※、甲硫胺酸（methionine）※、色胺酸（tryptophan）※、離胺酸（lysine）※、纈胺酸（valine）※、組胺酸（histidine）※、蘇胺酸（threonine）※、苯丙胺酸（phenylalanine）※、天門冬胺酸（Aspartate）、天門冬醯胺（Asparagine）、麩胺酸（Glutamate）、麩醯胺酸（Glutamine）、脯胺酸（Proline）、半胱胺酸（Cysteine）、丙胺酸（Alanine）、精胺酸（Arginine）、酪胺酸（Tyrosine）、甘胺酸（Glycine）、絲胺酸（Serine）。

我想應該很少人會在年過五十後還極端減重，而且要是持續低卡路里的飲食習慣，身體就會一直處於饑餓狀態，將分解肌肉以製造出維持生命的能量。

此外，我也不推薦完全不攝取碳水化合物的減重法。如果不攝取碳水化合物，血糖無法上升，肌肉也無法製成膠原蛋白。為了保持身體健康，攝取最低限度的碳水化合物是必要的。

那麼，應該攝取多少蛋白質，又該從哪裡攝取呢？

依據日本厚生勞動省《日本人飲食攝取基準（二〇一五版）》一日所需蛋白質量，成人男性為六十克，成人女性為五十克。

一般認為，高齡者與年輕人攝取相同的蛋白質量，將有效率地製成肌肉。如果增加優良蛋白質的攝取量，高齡者的身體也能製作出充足的肌肉量。

如同第二章所說，隨著年齡增加，肌肉的量與品質都會隨之降低，若要預防肌少症，我建議每餐必須攝取含有白胺酸等必需胺基酸的優良蛋白質二十五～三十克（一天超過七十五克）。即使沒有罹患肌少症，由於人一旦年過五十，肌力必定會降低，無論男女，一天最好都攝取超過七十五克的優良蛋白質。

攝取量固然重要，為了使攝取的蛋白質有效果，時間也很重要。如果你一次攝取大量蛋白質，身體是沒辦法有效活用的。一天所需的蛋白質不要在一餐內一次攝取，請盡量分成早中晚三次攝取。

能有效製成肌肉的是動物性蛋白質

最能製成肌肉的優良蛋白質是含有均衡必需胺基酸的動物性蛋白質。判斷是否為優良胺基酸的參考點則是蛋白質質量參考評分（PDCAAS）。

評估食物中含有均衡必需胺基酸的評價，最高分是一〇〇。數值愈高，蛋白質在體內愈能被有效利用。

蛋白質質量參考評分一〇〇的食物有：

- 肉類（豬肉、牛肉、雞肉）
- 魚類（竹筴魚、秋刀魚、沙丁魚、鮭魚）
- 蛋

● 乳製品（牛奶、優格）

● 大豆

※日本是參考一九七三年聯合國糧食及農業組織（FAO）和世界衛生組織（WHO）提供的蛋白質質量參考評分，以及一九八五年的FAO／WHO／UNU（聯合國大學）提供的蛋白質質量參考評分。

很多人覺得魚類比肉類對身體好，因此現在很多高齡者的肉類攝取量都很低，但牛肉含有鋅，豬肉含有維他命B_1，都是能夠增加骨量的重要營養素，所以大家也要食用肉類比較好。

想有效攝取鈣質，就得留意磷、鹽分與酒精

為了增加骨量、讓骨頭強健，改善飲食生活是很重要的關鍵。

首先我想和大家談談骨頭成分中的鈣質。

如果我們從飲食中攝取的鈣質不足，身體就會將儲存在骨頭裡的鈣質送至全身，讓血液中的鈣質維持一定的濃度。因此我們需要從飲食中確實補充鈣質，增加儲存量，或是防止無謂地浪費鈣質……這是增加骨量的第一步。

鈣質有點麻煩的地方是，並非所有食物都含有充足的鈣質，而且如果某些食物攝取過多，鈣質也會從尿液中排出。

得留意不要攝取過多的食物包括：速食食品、飲料、零食，它們都

含有過量的磷。也要留意以下食物：

- 食鹽
- 酒精
- 咖啡因
- 抽菸

適度飲酒沒有問題（如：一天喝不超過一合的日本酒、三百五十毫升罐裝啤酒不超過兩罐、紅酒不超過兩杯、燒酒〔二十五度〕不超過一百二十毫升），但如果攝取過多酒精，鈣質也會隨著尿液一起排出體外，提高罹患骨質疏鬆症的風險。

據說日本人是全世界攝取最少鈣質的民族，在零食與酒精的影響之下，所剩無多的鈣質也隨之排出體外，骨頭變得疏鬆可謂理所當然。

接著讓我們先來確認到底缺了多少鈣質，以及該攝取多少才好，再來訂定改善計畫吧。

該攝取多少鈣質呢？

	0分	0.5分	1分	2分	4分	分數
1 每天喝多少牛奶？	幾乎沒有	1個月1~2次	1週1~2次	1週3~4次	幾乎每天	
2 是否常吃優格？	幾乎沒有	1週1~2次	1週3~4次	幾乎每天	幾乎每天2個	
3 是否常吃起司等乳製品及奶粉？	幾乎沒有	1週1~2次	1週3~4次	幾乎每天	每天吃2種以上	
4 是否常吃大豆、納豆等豆類？	幾乎沒有	1週1~2次	1週3~4次	幾乎每天	每天吃2種以上	
5 常吃豆腐、油豆腐、豆皮等大豆製品嗎？	幾乎沒有	1週1~2次	1週3~4次	幾乎每天	每天吃2種以上	
6 是否常吃菠菜、小松菜、青江菜等青菜呢？	幾乎沒有	1週1~2次	1週3~4次	幾乎每天	每天吃2種以上	
7 是否常吃海藻類食物？	幾乎沒有	1週1~2次	1週3~4次	幾乎每天		
8 是否常吃喜相逢、沙丁魚乾等連骨頭也能吃的魚？	幾乎沒有	1個月1~2次	1週1~2次	1週3~4次	幾乎每天	
9 常吃吻仔魚乾、蝦米等小魚類食品？	幾乎沒有	1週1~2次	1週3~4次	幾乎每天	每天吃2種以上	
10 一天是否吃早中晚三餐？	幾乎沒有	1天吃1~2餐		很常不吃	確實吃3餐	

總分

測驗結果

總分 20 分以上的人……

▶一天攝取必要所需 800 毫克，請維持這種均衡的飲食習慣。

總分 16 ～ 19 分的人……

▶比一天所需的 800 毫克略少了一點，如果想變成 20 分，請再多攝取一點鈣質。

總分 11 ～ 15 分的人……

▶一天只攝取了 600 毫克，這樣下去骨頭會變得疏鬆，還要多 5 ～ 10 分才能達到 20 分，每日飲食請下點工夫。

總分 8 ～ 10 分的人……

▶只攝取了必要量的一半都不到，請攝取比現在多兩倍的高鈣食物。

總分 0 ～ 7 分的人……

▶幾乎沒有攝取鈣質，再這樣下去容易骨折，非常危險，請好好重新檢視飲食習慣。

資料來源／骨質疏鬆的預防和治療指南製作委員會編《骨質疏鬆症的預防和治療指南2015版》

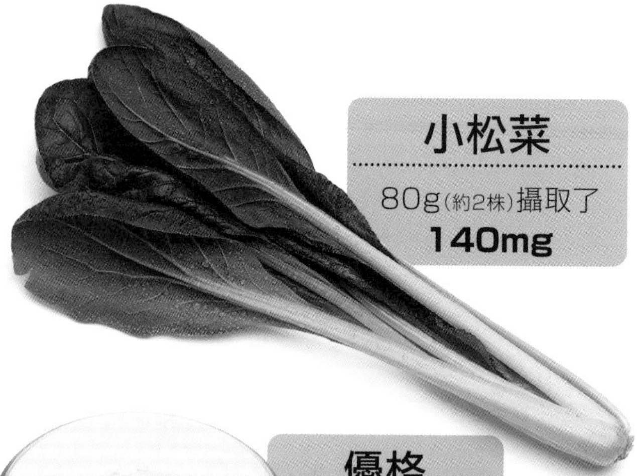

小松菜

80g(約2株)攝取了
140mg

牛奶

200ml 攝取了
220mg

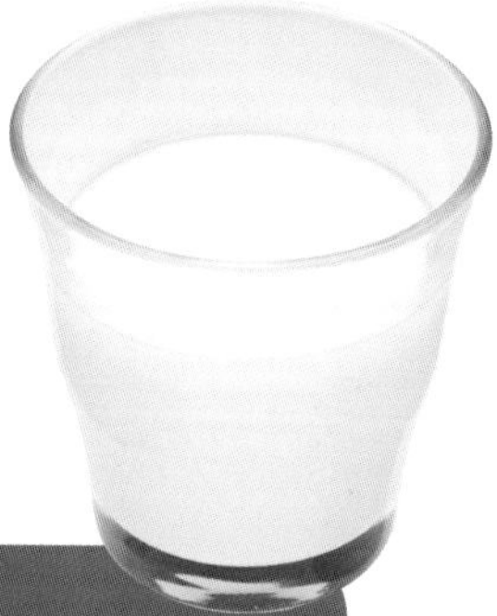

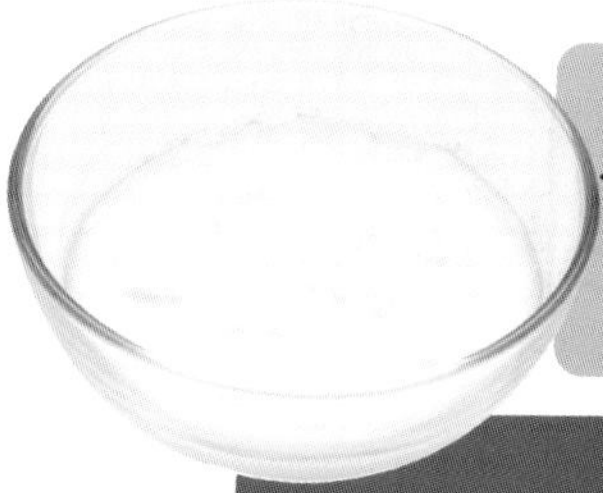

優格

100g 攝取了
120mg

富含鈣質的食品清單

為了預防骨質疏鬆症，一天要攝取
700～800mg 以上

資料來源／骨質疏鬆的預防和治療指南製作委員會編《骨質疏鬆症的預防和治療指南2015版》

請以此為目標

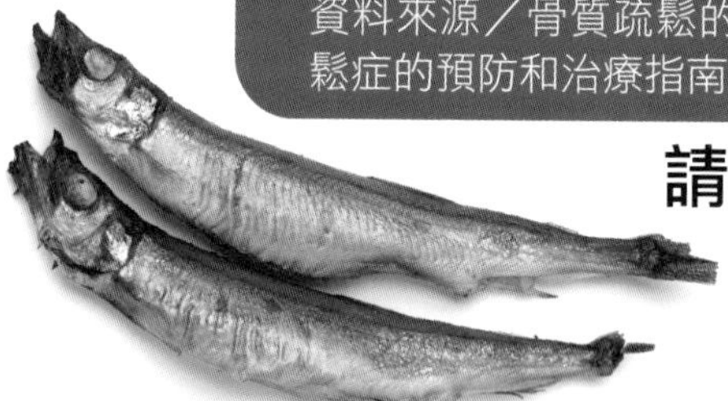

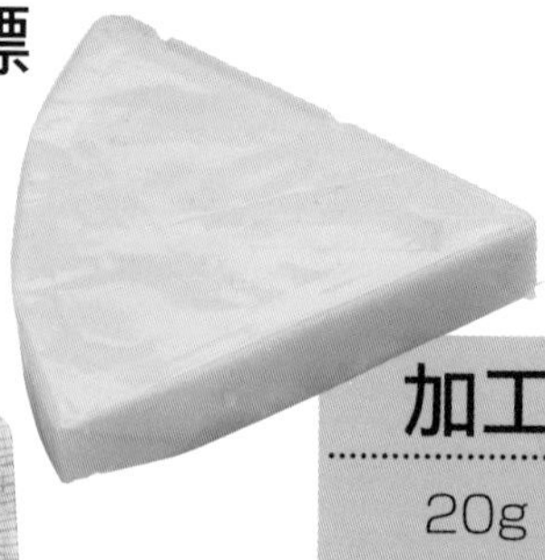

喜相逢

50g 攝取了
170mg

（1尾重量約12～30g）

加工起司

20g 攝取了
130mg

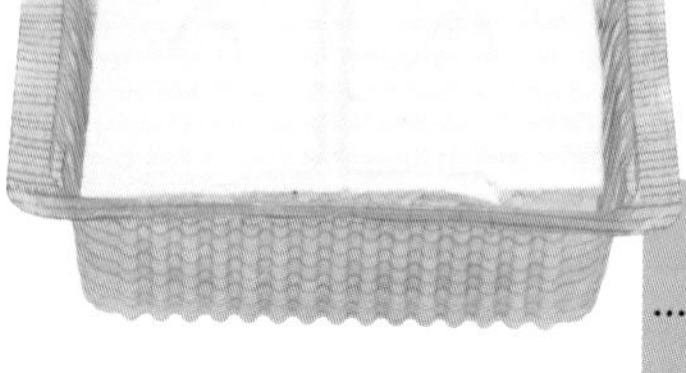

板豆腐

75g(1/4塊)攝取了
65mg

資料來源／日本食品標準成分表2015年版
（七修定版）

促進鈣質吸收，使骨頭強健的維他命D

如果沒有維他命D，即使你努力攝取鈣質身體也無法順利吸收。維他命D除了能提升鈣質吸收率，也能減少隨著尿液排出體外的鈣質。維他命D若是不足，鈣質的吸收率會變差，骨頭也會變得脆弱。

維他命D屬於脂溶性維他命，與油一起攝取的話比較容易吸收，所以我建議以煎炒的方式來烹調富含維他命D的食物。青菜、穀類、豆類與薯類幾乎都不含維他命D，請先確認一下有哪些食物含有豐富的維他命D吧。

若是無法從飲食中攝取所需鈣質和維他命D，就得靠營養補充品。

但吃過多的營養補充品又有腦中風和心肌梗塞的風險，所以還是應該盡量從飲食中攝取。如果還是想吃些營養補充品，請諮詢你的主治醫師。

骨

陽光對骨頭也很重要！

除了飲食習慣，大家要養成的另一個習慣是日光浴。就如同香菇和柿子在紫外線下晒乾後會產生活性化維他命D一樣，人類的皮膚在晒太陽後也會產生活性化維他命D，能提高鈣質吸收率。

日本女性大多有維他命D不足的情況，大家雖然知道為了骨頭強健需要晒太陽，但又不想晒黑。如果你也這樣想，就讓手心晒太陽吧！一天請晒二十分鐘。

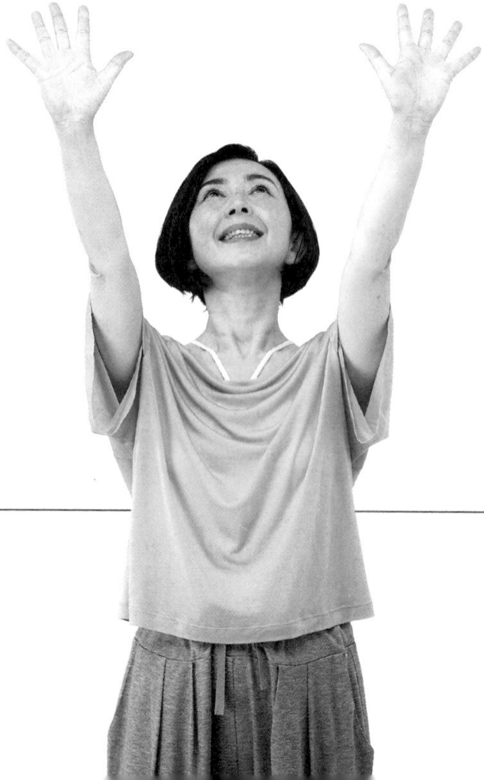

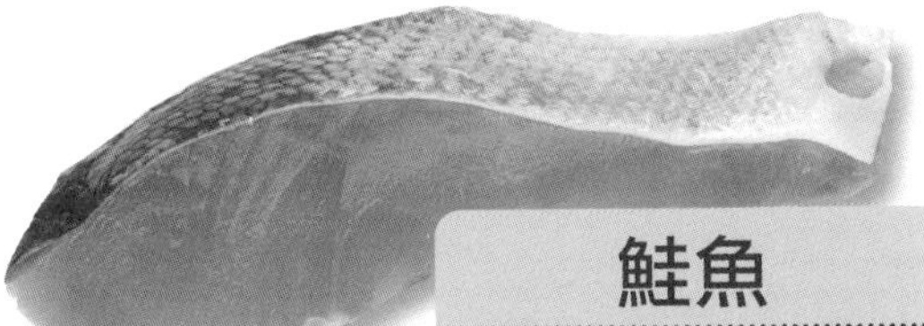

鮭魚

60g（不到1切片）攝取了
19.2µg（微克）

木耳

3g（乾燥木耳3個）攝取了
2.6µg

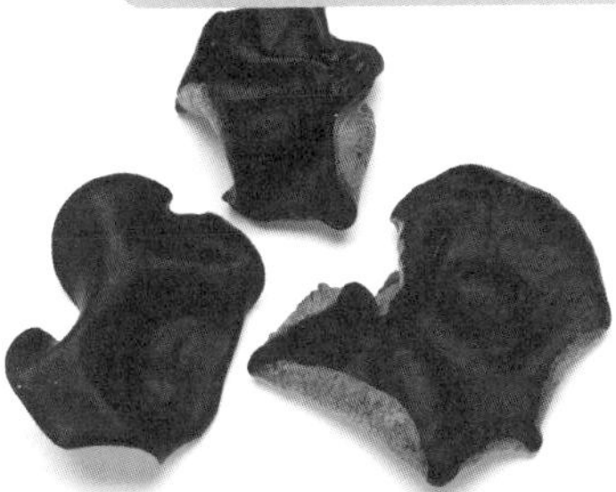

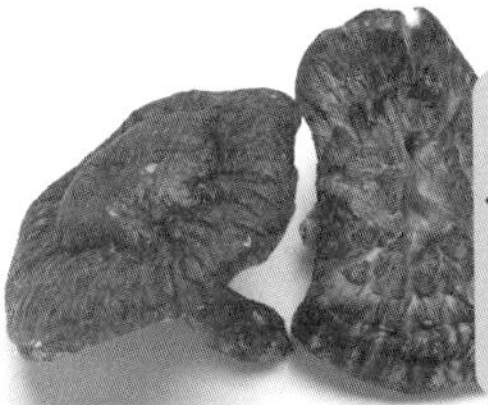

乾香菇

60g（2朵）攝取了
0.8µg

富含維他命D的食品清單

為了預防骨質疏鬆症，一天要攝取
10～20mg 以上

資料來源／骨質疏鬆的預防和治療指南製作委員會編《骨質疏鬆症的預防和治療指南2015版》

請以此為目標

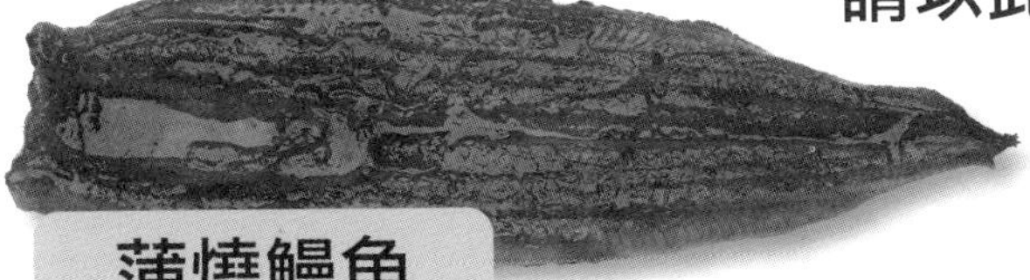

蒲燒鰻魚

100g攝取了
19.0µg

乾燥吻仔魚

10g（約2大匙）攝取了
6.1µg

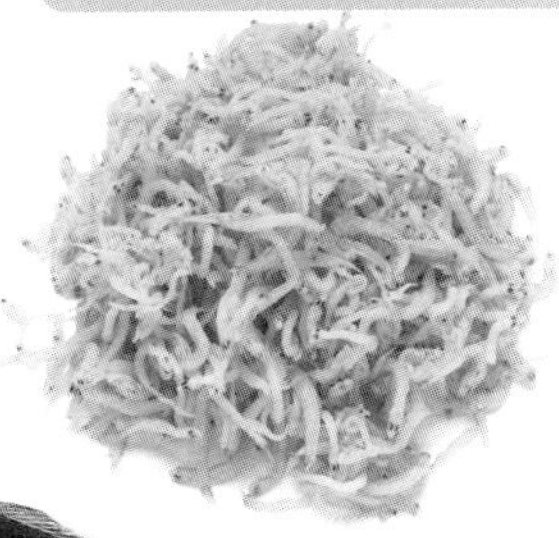

秋刀魚（生）

淨重60g（1尾）攝取了
9.4µg

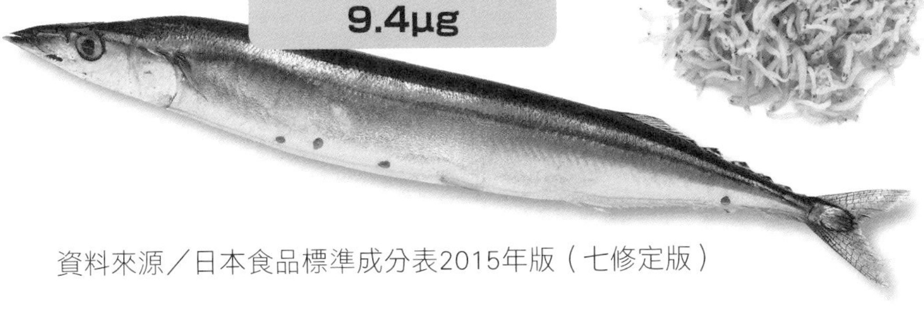

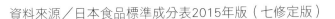

資料來源／日本食品標準成分表2015年版（七修定版）

使骨頭吸收鈣質，製成強健骨頭的維他命K

能支援鈣質的不只維他命D。在我們因受傷而流血時，能使血液自然凝固、具有凝血作用的維他命K，同時也有使骨頭更容易吸收鈣質，防止鈣質從骨頭中流失的功用。維他命K也是生成只存在於骨頭中的蛋白質不可或缺的營養素。

維他命K可由腸內細菌製造，也有許多食物含有維他命K，是比較不容易欠缺的營養素。一旦身體裡的維他命K不足，骨頭容易變得疏鬆，也容易出血。

菠菜、花椰菜等許多深色蔬菜都含有維他命K。維他命K與維他命D同樣屬於脂溶性維他命，與油脂一起食用比較容易吸收，因此我建議以煎炒方式烹調。

以食物來說，納豆內含豐富的維他命K。觀察數據會發現，西日本的股骨頸骨折發生率比東日本高，大家覺得是為什麼呢？骨折發生率高的西日本，一整年的納豆消費量比東日本低，由此點來看，納豆消費量與骨折發生率可說有某種程度的關聯性。

不過，維他命K也可能會降低藥物的效果，如果有服用預防血栓症的抗凝血藥物，請先諮詢主治醫師，確認是否能食用富含維他命K的食物。

〈〈〈 維他命 K 攝取量簡易調查表

納豆一盒—50g	①幾乎沒吃	②1週1～3次	③1週4～5次	④1天超過1次
菠菜（1次用餐的量）	①幾乎沒吃	②吃一點	③普通分量*	④吃很多

*普通分量是指約一個手掌大的切碎蔬菜，或是一小碗蔬菜

〈〈〈 維他命 K 攝取量簡易調查表的分數

納豆	①0分	②10分	③15分	④25分
蔬菜	①0分	②10分	③15分	④25分

▼

總分若未達40分，可推測為維他命K攝取不足，建議做血清ucOC檢測*。

資料來源／骨質疏鬆的預防和治療指南製作委員會編　骨質疏鬆症的預防和治療指南2015版

* 血清（血液靜置時的液體成分）中的ucOC（低羧化作用的骨鈣蛋白），能讓我們判斷維他命K是否充足。

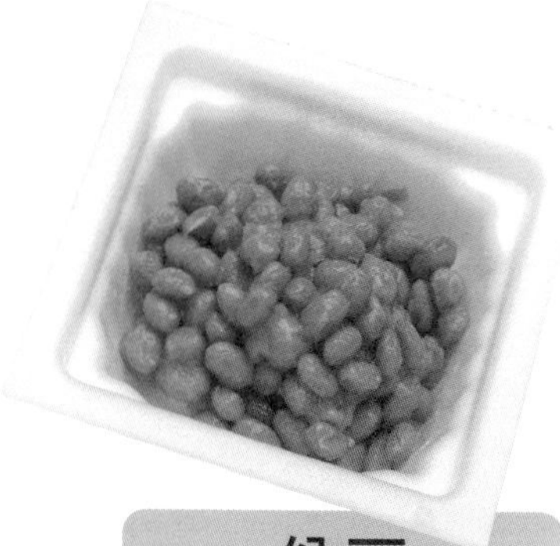

花椰菜

50g(6小株)攝取了
80μg

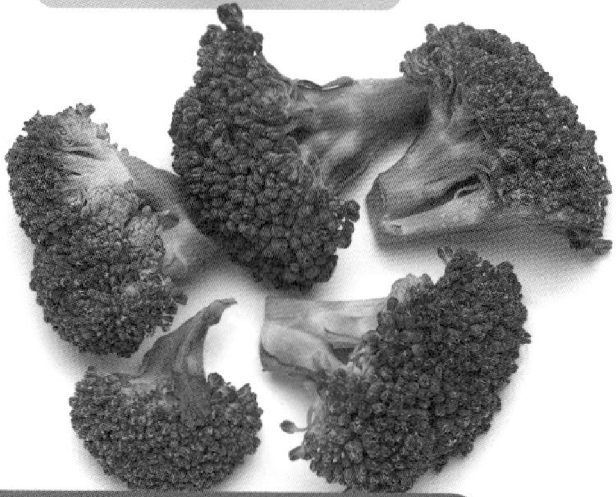

納豆

50g(1盒)攝取了
300μg

富含維他命K的食品清單

為了預防骨質疏鬆症，一天要攝取

250～300μg以上

資料來源／骨質疏鬆的預防和治療指南製作委員會編《骨質疏鬆症的預防和治療指南2015版》

請以此為目標

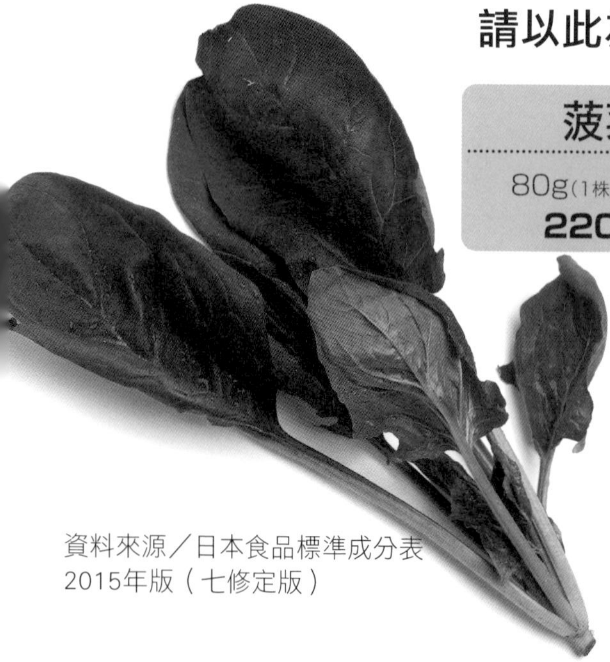

菠菜

80g(1株)攝取了
220μg

小松菜

80g 攝取了
170μg

韮菜

50g 攝取了
90μg

資料來源／日本食品標準成分表2015年版（七修定版）

蛋白質與礦物質也是製成強健骨頭的原料

除了鈣質、維他命D和維他命K這能讓骨頭強健的三大營養素，還有其他不可或缺的營養素。

▼【蛋白質】

大家總會想像骨頭是鈣質的磚塊，事實上骨頭是由鈣質和某種蛋白質——膠原蛋白所組成的。噬骨細胞破壞骨組織，成骨細胞製造新的骨組織，膠原蛋白呢？能讓鈣質留在骨頭裡，並讓骨頭密合。

如一〇一頁所說，動物性蛋白質最適合做為生長肌肉的原料，也是製成強健骨頭不可或缺的。為了肌肉與骨頭，一天要攝取超過七十五克的肉類、魚類、蛋、乳製品與大豆，並分成早中晚三餐分次攝取。

▼【鋅】

鋅主要存在肌肉與骨頭裡，除了是感受味覺的細胞的重要來源，對於能去除會促進老化的活性氧類的酵素來說，鋅也是構成酵素的重要成分。

如果鋅含量不足，骨頭的量與質也會降低。高齡女性血液中的鋅濃度尤其偏低。

一天的鋅建議量，十八至六十九歲男性是十毫克、七十歲以上男性是九毫克、十八至六十九歲女性是八毫克、七十歲以上女性是七毫克（日本人的飲食攝取基準〔二〇一五年版〕日本厚生勞動省）。約四至五顆牡蠣就能達成一天的必要量，但因為較難每天都吃牡蠣，請均衡攝取鋅含量較高的牛肉等食物。

▼【鎂】

鎂也是生成骨頭的主要成分。如果長期不足，罹患骨質疏鬆症的風險將提高。

一天建議量方面，三十至四十九歲男性三百七十毫克、五十至六十九歲男性三百五十毫克、七十歲以上男性三百二十毫克、三十至六十九歲女性二百九十毫克、七十歲以上女性二百七十毫克（日本人的飲食攝取基準〔二〇一五年版〕日本厚生勞動省）。每天均衡地吃一小碗涼拌羊栖菜，再灑上兩小把芝麻即可。

【鐵】

前面提過，骨頭主要由鈣質與膠原蛋白組成，若想合成膠原蛋白，鐵是不可或缺的成分。一天的建議量，三十至六十九歲男性是七．五毫克、七十歲以上男性七毫克、三十至六十九歲有月經的女性十．五毫克、三十至六十九歲停經女性六．五毫克、七十歲以上女性（停經）六毫克（日本人的飲食攝取基準〔二〇一五年版〕日本厚生勞動省）。不敢吃肝臟類的人，可以多吃納豆、小松菜和菠菜等。

飲食均衡
才能生成肌肉與骨頭

每一個人都應該積極攝取能夠生成肌肉的蛋白質、使骨頭強健的鈣質、維他命D、維他命K、鎂，最基本的非均衡飲食莫屬。飲食均衡才能補充不足的營養素。

不知道具體上到底該吃什麼的人，請參考均衡飲食指南。※

※為了達成健康營養飲食生活的「飲食生活指南」（二〇〇〇年由日本文部省、厚生省〔當時〕、農林水產省決定），結合具體行動，二〇〇五年由日本厚生勞動省和農林水產省製成。

〈〈〈該吃什麼才好？

【內容】

●主食　●配菜　●主菜　●牛奶及乳製品　●水果

每餐都要均衡地吃這五種才行。

為了提升肌肉量與骨量，要多吃主菜和牛奶、乳製品。

主食（飯、麵包、麵）→ 是每天生活所需熱量的碳水化合物等的來源。

配菜（青菜、菇類，薯類、海藻料理）→ 是調整身體狀況的維他命、鎂（鈣質、磷、鐵）、食物纖維等的來源。

主菜（魚、肉、蛋、大豆料理）→ 是專門生成血液和肌肉等、維持體力與免疫力的蛋白質等的供給源。

牛奶及乳製品 → 均衡地含有人體所需的必要營養素，尤其是鈣質的供給源。

水果 → 是維他命 C、鉀等的供給源。

※《均衡飲食指南》原則上是以健康者為對象所製作的。有接受醫師和營養師指導的人，請依照他們的指示。

【分量】

一天所需的熱量（卡路里）會因性別、年齡、身體活動量而有不同，首先請依照每個人的情況做確認，然後再依照不同類別（主食、配菜、主菜、牛奶及乳製品、水果）來確認自己應該吃的分量。至於分量的部分，料理1份是「1SV」※，有自己獨特的單位，請留意。

※SV是Serving Size（攝取分量）的簡稱。

男性	熱量	主食	配菜	主菜	牛乳、奶製品	水果	女性
70歲以上 活動量低	1400～2000 kcal	4～5份	5～6份	3～4份	2份	2份	70歲以上；～69歲 活動量低
70歲以上 活動量普通以上；～69歲 活動量低	2200±200 kcal	5～7份	5～6份	3～5份	2份	2份	～69歲 活動量普通以上
～69歲 活動量普通以上	2400～3000 kcal	6～8份	6～7份	4～6份	2～3份	2～3份	

標準的「1份」

普通的一碗飯是1.5份（如左頁圖表）。在上表中，主食建議量是4～5份的人，一天約吃三碗飯。

身體活動量的標準

活動量 低 →幾乎一整天都坐著的人

活動量 普通以上 →不屬於活動量低的人

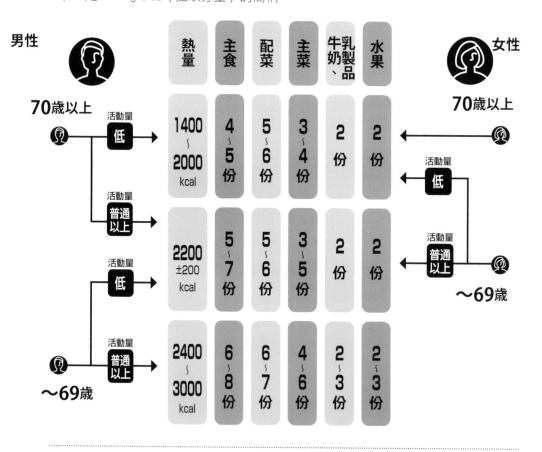

〈〈〈 常見料理與食品的「1 份」一覽表 ①

▼

主食有幾種？

單位：1 份（SV）

料理區別		料理名	主食	配菜	主菜	牛奶、乳製品	水果
主食	飯	飯（1 小碗）	1				
		飯糰（1 個）	1				
		飯（普通 1 碗）	1.5				
		飯（1 大碗）	2				
		壽司（握壽司 8 個）★	2		2		
		親子丼★	2	1	2		
		炒飯★	2	1	2		
		咖哩飯★	2	2	2		
	麵包類	（6 片裝）土司 1 片	1				
		調理麵包	1				
		披薩土司★	1			4	
		漢堡★	1		2		
		三明治★	1	1	1	1	
	麵類	拉麵	2				
		蕎麥麵	2				
		義大利麵（拿波里義大利麵）★	2	1			
		炒麵★	1	2	1		
	其他穀類	章魚燒（8 顆）★	1		1		
		好吃燒★	1	1	3		

★主食、配菜、主菜等一起攝取的料理。
依據使用主材料的比例「份數」會不同。

三餐都吃飯（普通一碗）的話，
一個人是 4.5 份。

〈〈〈 常見料理與食品的「1 份」一覽表 ②

▼

配菜有幾種？

單位：1 份（SV）

料理區別		料理名	主食	配菜	主菜	牛奶、乳製品	水果
配菜	蔬菜料理	涼拌番茄		1			
		涼拌菠菜		1			
		水煮花椰菜沙拉		1			
		滷南瓜		1			
		青菜湯（什錦湯）		1			
		醋漬小黃瓜和海帶芽		1			
		牛蒡絲		1			
		玉米濃湯		1			
		燉煮青菜		2			
		豆芽菜炒韭菜		1			
		醬燒茄子		2			
		蔬菜天婦羅		1			
	大豆以外的豆類	煮四季豆		1			
	菇類	奶油炒菇類		1			
	薯類料理	燉煮芋頭		2			
		馬鈴薯沙拉		1			
		可樂餅		2			
	海藻料理	海藻堅果沙拉		1			
		燉煮羊栖菜		1			

小碗的青菜料理與沙拉
一盤是 1 份

〈〈〈常見料理與食品的「1 份」一覽表 ③

主菜有幾種？

單位：1 份（SV）

料理區別		料理名		主食	配菜	主菜	牛奶、乳製品	水果
主菜	肉類料理	小香腸（2～3 條）				1		
		烤雞肉串（2 串）				2		
		高麗菜捲（2 個）	★		3	1		
		日式炸雞（3～4 塊）				3		
		餃子（6 個）	★		1	2		
		薑燒豬肉（3 片）				3		
		馬鈴薯燉肉	★		3	1		
		奶油燉菜	★		3	2	1	
		牛排				5		
		漢堡排	★		1	3		
		壽喜燒	★		2	4		
	魚類料理	生魚片（約 6 片）				2		
		海鮮乾貨				2		
		香煎魚排				3		
		蒸魚				2		
		鹽烤秋刀魚				2		
		照燒魚				2		
		煎魚				2		
		天婦羅（綜合）	★		1	2		

★主食、副菜、主菜等一起攝取的料理。
依據使用主材料的比例「份數」會不同。

魚類料理的話，
一個人的分量是 2 份。

〈〈〈 常見料理與食品的「1 份」一覽表 ④

▼

主菜、牛奶及乳製品、水果有幾種？

單位：1 份（SV）

料理區別		料理名	主食	配菜	主菜	牛奶、乳製品	水果
主菜	蛋料理	茶碗蒸			1		
主菜	蛋料理	玉子燒（1 顆蛋）			1		
主菜	蛋料理	煎蛋（2 顆蛋）			2		
主菜	大豆料理	冷豆腐			1		
主菜	大豆料理	納豆（1 盒）			1		
主菜	大豆料理	燉煮炸豆腐餅 ★		1	2		
主菜	大豆料理	麻婆豆腐			2		
牛奶、乳製品		優格（1 盒）				1	
牛奶、乳製品		加工起司（切片）1 片				1	
牛奶、乳製品		牛奶（200ml）				2	
水果		橘子（1 顆）					1
水果		蘋果（半顆）					1
水果		梨子（半顆）					1
水果		葡萄（半串）					1
水果		柿子（1 個）					1

水果的話，
這樣的分量是 1 份。

資料來源／農林水產省HP「飲食均衡指南」，以高齡者為對象的解說書

在身體渴求之前，別忘了攝取水分！

人一旦邁入高齡，為了減少心臟的負擔，體內的水分至少要維持在十%。這是因為即使身體裡的水分減少了，由於喉嚨乾渴的感覺開始鈍化而不自知，很容易變成脫水。最常聽到的說法是，多數人為了不要夜尿而醒來，所以不太喝水。

然而，並不是喉嚨覺得乾才要補充水分，而是以固定時間等方式，有意識地頻繁補充水分。每天請最少攝取一千二百毫升（若有從事運動等活動而流汗的話，要補充更多）。

運動飲料等含鹽分與糖分的飲料會使水分吸收太快，應注意不要攝取太多。我最建議喝水和無咖啡因的茶。

後記

在醫院和演講時會遇到許多病人和民眾，我總是試著尋找那些「看起來年輕、有活力的人」的共通點，發現他們都是「精力十足又正面思考」的人。

那些人並不是「已經上了年紀，仍然想嘗試各種事物」，而是抱持著「無論幾歲都要充滿活力」的想法。「來嘗試看看」的想法很重要。

雖然我理解「已經這把年紀了」而放棄的人的想法，尤其是在運動方面，更容易自覺體力的衰退。但若抱著「不得不做」的想法，反而更容易放棄或無法持續下去。

對我來說，柔性深蹲是讓因年紀增長與生活習慣而減少的下半身肌肉量有效率增加的最佳方法。

不過，如果是為了預防與改善骨質疏鬆症，只做柔性深蹲是不夠完備的。針對肌肉與骨頭，得再做其他努力才會有效果。

眾所周知，黑柳徹子長年有做深蹲運動的習慣，若是知道她曾經因為大腿骨折而住院，應該很多人都會覺得很驚訝吧。深蹲是很有效果的運動，與肌肉不同的是，為了強健骨頭，運動與飲食同樣必要。

我聽到很多人說，動作太複雜的話記不得、無法持續，或說想做動作簡單的運動、不然無法持續，柔性深蹲正是因為這個原因而大受好評，病人們都說：「這樣的運動可以持續做下去！」

另一方面，等到腳跟著地運動做習慣之後，請務必做看看「跳起後腳跟著地」。自己能做到的事情若是增加了，人也會更有自信。如此一來，你會更喜歡活動筋骨，行動範圍也會變得更寬廣。

二十年前幾乎沒有針對骨質疏鬆症的藥物治療，隨著醫學的進步，不只是骨質疏鬆症，還有很多效果很好的藥物。就像股骨頸骨折，動了手術後，恢復狀況比較好的人，甚至數日就能走路了。

不過，做為一位骨科醫師，我還是希望大家在疾病發病之前（醫療用語是「一次預防」），就有意識地正視它。不少病人會說：「如果早一點接受檢查，就能趁病症還不嚴重時治療了。」

然而，僅僅接受健康檢查對一次預防來說不夠充分。應該隨時意識到營養均衡，花心力補足不足的部分。實踐「柔性深蹲」與「腳跟著地」，只要能夠一直確實地做運動，就能做到骨質疏鬆症的「一次預防」預防發病。

無論是肌肉、骨頭、關節、軟骨、椎間盤等哪一個運動器官或多個器官出現障礙或衰弱，做「站立」、「走路」等動作時都會變得不靈活，這叫「運動障礙症候群」（locomotive syndrome）。

肌少症（因年紀增長而肌肉的量與質降低，全身肌力衰退）與骨質疏鬆症都屬於運動障礙症候群，如果這個名詞像代謝症候群（metabolic syndrome）一樣廣為人知的話，說不定大家接受檢查的比例也會大幅提高。

為了讓自己能夠一直用自己的雙腳走路，現在要做的就是讓運動器官長久可用、預防運動障礙症候群、延長自己的「健康壽命」。我們要提升認知度，也必須在各種方面的啟蒙行動上努力。

大家有聽過「ＰＰＫ」這個詞嗎？指的是無病無痛，健康有活力地長命百歲，不臥床，壽終正寢。我經常向大眾宣導「ＰＰＫ」。健康有活力地活得久，直到壽終正寢為止，希望大家都能活得充實又精彩。

也因此，請大家一定要養成做柔性深蹲與腳跟著地運動的習慣。很多人都知道要鍛鍊肌肉，目前還很少人知道也要鍛鍊骨頭。肌肉與骨頭都很強健的話，你一定會覺得每天活得更充實、更精彩，請大家務必用自己的身體感覺看看！

二〇一八年七月

信州大學骨科醫師　中村幸男

CARE 057

5分鐘柔性深蹲X腳跟著地：有效強化隨年齡流失的肌肉和骨質［樂齡大字版］

作　者—中村幸男
譯　者—謝晴
主　編—邱憶伶
責任編輯—陳詠瑜
行銷企畫—林欣梅
封面設計—FE設計
內頁設計—李莉君

編輯總監—蘇清霖
董 事 長—趙政岷
出 版 者—時報文化出版企業股份有限公司
　一〇八〇一九臺北市和平西路三段二四〇號三樓
發行專線—（〇二）二三〇六—六八四二
讀者服務專線—〇八〇〇—二三一—七〇五
　（〇二）二三〇四—七一〇三
讀者服務傳真—（〇二）二三〇四—六八五八
郵撥—一九三四四七二四時報文化出版公司
信箱—一〇八九九臺北華江橋郵局第九九號信箱
時報悅讀網—http://www.readingtimes.com.tw
電子郵件信箱—newstudy@readingtimes.com.tw
時報出版愛讀者粉絲團—https://www.facebook.com/readingtimes.2
法律顧問—理律法律事務所　陳長文律師、李念祖律師
印　刷—紘億印刷有限公司
初版一刷—二〇二一年三月十九日
定　價—新臺幣三二〇元
（缺頁或破損的書，請寄回更換）

時報文化出版公司成立於一九七五年，
一九九九年股票上櫃公開發行，二〇〇八年脫離中時集團非屬旺中，
以「尊重智慧與創意的文化事業」為信念。

5分鐘柔性深蹲x腳跟著地：有效強化隨年齡流失的肌肉和骨質［樂齡大字版］/ 中村幸男著；謝晴譯. -- 初版. -- 臺北市：時報文化出版企業股份有限公司, 2021.03
128面；17x23公分. -- (Care；57)　樂齡大字版

ISBN 978-957-13-8702-4(平裝)
　1. 健身運動
411.711　　110002460

日文版工作人員
撮影／五十嵐美弥（小学館）
モデル／垂水みる
ヘア＆メーク／高松由佳
スタイリスト／飯田聡子
イラスト／井上みさお
ブックデザイン／花平和子（久米事務所）
構成／山崎潤子